Schneider / Kunz

Basiswissen der Altenpflege

5. überarbeitete Auflage

Brigitte Kunz Verlag
Fachbuchverlag für Kranken- und Altenpflege
Postfach 2147, 58021 Hagen

Autoren:
Rainer Schneider
Lehrer für Krankenpflege
Leiter der Ausbildungsstätten am Allgemeinen Krankenhaus Hagen

Winfried Kunz
Lehrer für Pflegeberufe

1. Auflage 1989
2. Auflage 1991
3. Auflage 1992
4. Auflage 1993
5. Auflage 1996

© **Brigitte Kunz Verlag, Postfach 2147, 58021 Hagen**

Satz: Brigitte Kunz Verlag, Hagen
Druck: Zimmermann, Balve

ISBN 3-89495-062-5

Inhaltsverzeichnis

4

Kapitel	Seite	Kapitel	Seite

Vorwort

In dem vorliegenden Buch "Basiswissen der Altenpflege" werden durch eine systematische Gliederung und eine textliche Straffung die pflegerischen Aufgaben, Maßnahmen und Techniken in einem knappen Informationsstil dargelegt.

Der alphabetische Aufbau erleichtert das Auffinden pflegerischer Tätigkeiten.

Anatomische, physiologische und pflegerische Definitionen sind, soweit erforderlich, den einzelnen Abschnitten vorangestellt. Der Gesamtkonzeption des Buches entsprechend haben wir der Beschreibung einzelner Maßnahmen die rein pflegerischen Aufgaben in den Vordergrund gestellt.

Wir hoffen, daß auch die 5. Auflage dieses Buches allen in der Altenpflege Tätigen die wichtigsten Informationen zu den pflegerischen Aufgaben vermittelt.

Hagen, im März 1996   Die Autoren

A Basiswissen der Krankenbeobachtung

1 Allgemeine Vorbemerkungen

- **Beobachtungen durch die Pflegeperson**
- objektiv – frei von Sympathie oder Antipathie
- exakt – genaue Wahrnehmungen und Beurteilungen
- systematisch – Wichtiges von Unwichtigem trennen
- regelmäßig – keine Zufallsbeobachtungen
- **Langzeitbeobachtung durch Monitoring**
- optische, akustische und graphische Darstellung
- Grenzwertwarnsystem
- Zeitrafferverfahren (Langzeitaufzeichnung)
- **Beobachtungen durch Angehörige oder Mitpatienten**
- enthalten häufig wertvolle Informationen
- müssen ernstgenommen und weitergegeben werden (Arzt)
- **Schilderungen des Patienten**
- meistens subjektiv (Stimmungslage)
- müssen ernstgenommen und weitergegeben werden (Arzt)
- **Gespräche mit dem Patienten**
- Patienten in seiner Gesamtsituation erfassen
- Hektik und Nervosität vermeiden
- dem Patienten das Gefühl geben, daß man Zeit für ihn hat
- Distanz bewahren („Oma", „Opa", „Du")
- dem Patienten zuhören (keine Gespräche abblocken)
- Patienten und seine Äußerungen ernstnehmen

- Verständnis und Interesse zeigen (kein abgestumpftes Verhalten)
- seelische Regungen sowie soziale und wirtschaftliche Probleme berücksichtigen
- unterschiedliche Frageformen verwenden (z. B. Interpretations-, Reflexions-, Konfrontations- und Sondierungsfragen)
- keine Suggestivfragen benutzen
- **Vitalwerte**
- Pulskontrollen
- Blutdruckkontrollen
- Atmungskontrollen
- Temperaturkontrollen
- Bewußtseinskontrollen
- **Sofortmaßnahmen**
- bei gestörten Vitalfunktionen evtl. Sofortmaßnahmen durchführen (z. B. Herzmassage, Beatmung, Blutstillung, Lagerung)
- **Weitergabe von Beobachtungen**
- objektiv
- exakt
- systematisch
- **Dokumentation**
- sofortige Eintragung (Kurve, Krankenblatt, Berichtheft, Beobachtungsbogen)
- Aufbewahrung aller Aufzeichnungen (Monitoring)

2 Allgemeines Erscheinungsbild

- Allgemeinzustand
- Bewegungsablauf, Beweglichkeit
- Ernährungszustand, Körpergröße, Körpergewicht
- Gangbild, Körperhaltung, Körperlage
- Gehör

- Gestik
- Mimik, Ausdruck
- Psyche
- Sprache

NOTIZEN

_____

_____

_____

_____

Allgemeinzustand (AZ)

- momentaner geistig-seelischer und
  körperlicher Zustand des Patienten
  (z. B. Orientiertheit, Mitarbeit, Interesse,
  Stimmung, Erregungszustände,
  Schmerzen, Schwere des Krankheits-
  zustandes)

NOTIZEN

_____

_____

_____

_____

Bewegungsablauf, Beweglichkeit

- **Bewegungen**
- willkürliche Bewegungen (bewußtes
  Bewegen von einzelnen quergestreif-
  ten Muskeln oder Muskelgruppen zur
  sinnvollen, koordinierten Bewegung)
- unwillkürliche Bewegungen der quer-
  gestreiften Muskulatur (unbewußte,
  reflexhafte Bewegungen zur Vermeidung von störenden oder schädigen-
  den Umweltreizen)
- normale Beweglichkeit (leichter
  reibungsloser Ablauf von Bewegungen
  ohne Beschwerden)
- herabgesetzte Beweglichkeit (mühe-
  volle, schmerzhafte, anstrengende,
  verzögerte oder fehlende Bewegungen)

- gesteigerte Beweglichkeit (plötzliche,
  unregelmäßige, überschießende oder
  ziellose unwillkürliche Bewegungen
  des Körpers oder einer Extremität)
- gestörte Bewegungskoordination =
  Ataxie (gezielte Bewegungen sind nicht
  möglich oder nicht zweckangepaßt,
  z. B. Gangstörungen, Sitzstörungen,
  Standstörungen, Mimikstörungen, Ziel-
  unsicherheiten)
- stereotype Bewegungen=Stereotypien
  (wiederholte, gleichartige motorische
  Bewegungen über längere Zeit)
- **Lähmungen**
- Parese (nicht vollständige Lähmung –
  lähmungsartige Schwäche, z. B. bei
  Fazialisparese, Peronaeusparese)
  Paralyse (vollständige Lähmung)
- Monoplegie (Lähmung einer Extremität
  oder einer Gesichtshälfte)
- Paraplegie (gleichzeitige Lähmung der
  oberen oder unteren Extremitäten)
- Hemiplegie (Lähmung einer Körperhälfte)
- Tetraplegie (Lähmung aller Extremitäten)
- spastische Lähmung (Lähmung mit
  erhöhtem Muskeltonus)
- schlaffe Lähmung (Lähmung mit ver-
  mindertem Muskeltonus)
- **Krämpfe, Zuckungen**
- klonische Krämpfe (kurzdauernde
  Zuckungen antagonistischer Muskeln
  in schneller Folge)
- tonische Krämpfe (längerdauernde,
  heftige Muskelanspannungen,
  z. B. beim Tetanus)
- Krampus (tonischer, schmerzhafter
  Krampf eines Muskels oder einer
  Muskelgruppe, z. B. Wadenkrampf)
- faszikuläre Muskelzuckungen (plötzliche unregelmäßige Kontraktionen
  eines Muskels oder einer Muskelgruppe, z. B. Zucken der Augenlider
  oder einzelner Gesichtsmuskeln)
- Tremor (rasch aufeinanderfolgende
  rhythmische Zuckungen antagonistischer Muskeln)

- Zittern je nach Ausschlag fein-, mittel- oder grobschlägig, z. B. bei Alkoholikern, Ermüdung, Angst, Kältegefühl, Morbus Parkinson

NOTIZEN

_____

_____

_____

_____

Ernährungszustand, Körpergewicht, Körpergröße

- **Ernährungszustand (EZ)**
- normaler EZ (abhängig von Körperbau, Körpergröße, Geschlecht und Alter) = gleichmäßige Verteilung der Fett- polster, elastische Haut
- reduzierter EZ (Untergewicht) = Redu- zierung der Fettpolster, reduzierter Hautspannungszustand, Leistungs- verminderung, z. B. durch Eßgewohn- heiten, Hyperthyreose, akute Ernäh- rungsstörungen, akute Erkrankungen
- schlechter EZ (Kachexie) = Fehlen der Fettpolster, stark reduzierter Haut- spannungszustand, Auszehrung und Kräfteverfall, z. B. durch Krebs, post- pubertäre Magersucht (Anorexia nervosa), Erkrankungen der inner- sekretorischen Drüsen
- Fettleibigkeit (Adipositas, Übergewicht) = vermehrter Fettansatz, erhöhter Haut- spannungszustand, vermehrte Transpi- ration, Entzündungsgefahr im Bereich der Hautfettfalten (Dekubitusgefahr), z. B. bei übermäßiger Nahrungsauf- nahme, Stoffwechselstörungen, Ver- dauungsstörungen
- **Körpergewicht**
- Normalgewicht (abhängig von Alter, Geschlecht und Körperbau)
- Idealgewicht (10 % unter Normal- gewicht) = Gewicht mit der höchsten Lebenserwartung

- Messung (nüchtern, zur selben Uhrzeit, auf gleicher Waage, mit gleicher Bekleidung)
- **Körpergröße**
- Riesenwuchs (Körpergröße über 200 cm), z. B. durch hormonelle Störungen der Hypophyse
- Kleinwuchs (Körpergröße unter 140 cm), z. B. durch Rachitis, Hypo- thyreose, Hypophysenvorderlappen- erkrankungen
- Messung (ohne Schuhe, Rücken zur Meßlatte, gerade Haltung)

NOTIZEN

_____

_____

_____

_____

Gangbild, Körperhaltung, Körperlage

- **Gangbild**
- kraftloser, müder und schleppender Gang (z. B. bei reduziertem AZ)
- schlurfender Gang (z. B. bei Morbus Parkinson)
- trippelnder, unsicherer Gang (z. B. bei alten Menschen)
- schwankender, unsicherer Gang (z. B. bei Kreislaufregulationsstörungen, nach übermäßigem Alkoholgenuß)
- spastischer Gang (z. B. bei multipler Sklerose)
- Zirkumduktionsgang (z. B. bei Hemiplegikern)
- Entengang (z. B. bei Hüftgelenk- erkrankungen)
- hinkender Gang (z. B. bei Schmerz- zuständen, Beinverkürzungen)
- ataktischer Gang (z. B. bei Labyrintherkrankungen)
- steifer, unsicherer Gang (z. B. bei Hüftgelenkerkrankungen)

- Körperbehinderungen (z. B. bei Amputation, Fußdeformitäten, Lähmungen)
- **Körperhaltung**
- schlaffe, gebeugte Haltung (z. B. bei Depressionen, reduziertem AZ)
- Zwangshaltung – Schonhaltung (z. B. bei Schmerzen)
- krampfhafte, steife, aufrechte Sitz- haltung (z. B. bei Rückenerkrankungen)
- vorgebeugte Haltung (z. B. bei Morbus Bechterew)
- Wirbelsäulenveränderungen (z. B. bei Skoliose, Kyphose)
- Körperbehinderungen
- **Körperlage**
- unruhige Lage (z. B. im Delirium)
- passive Lage (z. B. bei Lähmungen, Bewußtlosigkeit)
- häufiger Lagewechsel (z. B. bei Koliken, starken Schmerzzuständen)
- sitzende Haltung (z. B. bei Herz- und Lungenerkrankungen)
- Zwangslage zur Vermeidung oder Reduzierung von Schmerzen (z. B. bei Pleuritis, Gelenkbeschwerden, Bauch- schmerzen, Meningitis, Frakturen, Luxationen, Lumboischialgie)

NOTIZEN

_____
_____
_____
_____

Gehör

- **Schwerhörigkeit** = Hebetudo auris (z. B. bei akuten Mittelohrerkrankungen, Innenohr-, Hörnerv- und Zentralnerven- systemerkrankungen, länger einwir- kendem starkem Lärm = Lärmschwer- hörigkeit)
- **Taubheit** = Kophosis (z. B. angeboren oder erworben durch Verletzungen oder Thrombosen)

- schwerhörige Patienten ohne Hörgerät sind oftmals mißtrauisch, ungeduldig und überempfindlich
- bei der Ansprache den schwerhörigen Patienten ansehen, damit er von den Lippen ablesen kann

NOTIZEN

_____
_____
_____
_____

Gestik

- harmonisches Gebärdenspiel (nicht übertrieben wirkende Worte, unter- streichende Bewegungen und Gesten der Hände, Arme und des Kopfes)
- gehemmte Gestik – hölzern und steif (z. B. bei Morbus Parkinson)
- hastige Gestik (z. B. bei Koordinations- störungen)
- leblose Gestik (z. B. bei psychischen Störungen, Schmerzzuständen)
- als Verständigungsmittel (z. B. bei Gehörlosen)

NOTIZEN

_____
_____
_____
_____

Mimik, Ausdruck

- der Gesichtsausdruck (Facies) ist abhängig von Alter, Hautbeschaffen- heit, Muskelinnervation, Stimmungen, Empfindungen
- schmerzhafter Gesichtsausdruck
- verkrampfter Gesichtsausdruck
- verbitterter Gesichtsausdruck
- trauriger Gesichtsausdruck
- ängstlicher Gesichtsausdruck
- erschöpfter Gesichtsausdruck

- hoffnungsvoller Gesichtsausdruck
- gelöster, entspannter Gesichtsausdruck
- ruhiger, ausgeglichener Gesichtsausdruck
- **Facies abdominalis** (F. hippocratica) = eingesunkene Augen, spitze Nase, kalter Schweiß, ängstlicher Blick, verfallenes Aussehen (z. B. bei Bauchfellentzündung, Ileus, Karzinom)
- **Facies adenoidea** = offener Mund, blasse Gesichtshaut, vorspringende Schneidezähne, leichter Exophthalmus (z. B. bei Wucherungen der Rachenmandeln im Kindesalter)
- **Facies gastrica** = tiefe Nasolabialfalten, mageres Gesicht, mißvergnügter Ausdruck (z. B. bei chronischen Magenerkrankungen)
- **Facies lunata** = ausdrucksloses, livides rotes und rundes Gesicht („Vollmondgesicht"), Stirnglatze, Stiernacken (z. B. bei Morbus Cushing)
- **Masken- oder Salbengesicht** = fettige und glänzende Gesichtshaut, Ausdruckslosigkeit (z. B. bei Morbus Parkinson)
- **Facies tetanica** (Risus sardonicus) = grinsende Gesichtsverzerrungen, sardonisches Lachen (z. B. bei Kaumuskulaturkrampf, Tetanus)
- **Clown-Gesicht** = fleckförmige Rötungen von Wangen und Nase, gelber Grundton der Haut (z. B. bei Hypothyreose)
- **Gesichtsasymmetrien** (z. B. bei Fazialisparese, Myxödem)

NOTIZEN

_____

_____

_____

_____

Psyche

- **Stimmungslage**
- heiter, lustig, überdrüssig, zuversichtlich, ausgeglichen, gelangweilt, mißmutig, traurig, deprimiert, bedrückt, ängstlich, euphorisch, optimistisch, pessimistisch
- **Sozialverhalten**
- kooperativ, abweisend, mißtrauisch, verärgert, unsicher, kontaktfreudig, kontaktarm, gleichgültig, interessiert, uninteressiert, hilfsbereit, unhöflich
- **Geisteszustand**
- Denkstörungen, Depressionen, Psychosen, Schizophrenie, Schwachsinn (Debilität bis Idiotie)

NOTIZEN

_____

_____

_____

_____

Sprache

- schwach, flüsternd (z. B. bei Schmerzzuständen, Schwerkranken)
- heiser, belegt, stimmlos (z. B. bei Entzündungen, Lähmungen und Tumoren im Kehlkopfbereich)
- gestörte Lautbildung (z. B. bei Zungen-, Zahn- und Kieferveränderungen)
- lallend (z. B. bei Alkoholkonsum)
- monoton, verwaschen, mit Silbenstolpern (z. B. bei progressiver Paralyse)
- Stimmlosigkeit = Aphonie (z. B. nach Laryngektomie)
- langsam, schleppend, abgehackt, skandierend (z. B. bei multipler Sklerose, Kleinhirnerkrankungen)
- näselnd (z. B. bei Lähmungen des weichen Gaumens)

- stotternd (z. B. bei psychogenen Koordinationsstörungen, starken Erlebnissen, Konfliktsituationen, Erziehungsfehlern)
- stammelnd (z. B. bei Zahn-, Zungen- und Gaumenerkrankungen, psychischen Störungen)
- Aphasie (Sprachstörungen) = gestörtes oder aufgehobenes Spontan- und Nachsprechen bei intakten Sprachwerkzeugen (bei Erkrankungen des zentralen Sprachapparates)
- Ösophagus- bzw. Pharynxsprache, Summgenerator – Sprache (nach Laryngektomie)
- Tracheal – Sprechkanüle (nach Tracheotomie)

NOTIZEN

_____

_____

_____

_____

3
Appetit

- **Appetit** ist abhängig von Alter, Außentemperatur, Bewegung, Arbeit, Eßgewohnheiten, Art der Nahrungszubereitung
- **Durst** ist abhängig von Luftfeuchtigkeit, Außentemperatur, Arbeitsleistung, Transpiration und Zusammensetzung der Nahrung (Kochsalz, Gewürze)
- **Appetitlosigkeit** (Inappetenz, Anorexie)
- psychogen, z. B. bei seelischen Konflikten (Aufregung, Angst, Ekel) Anorexia nervosa
- organisch, z. B. bei Magen-Darm-Erkrankungen, Fieber, Infektionskrankheiten, Digitalisüberdosierung, Hirnschädigungen, Bestrahlungspatienten, schweren Krankheitszuständen, Mundaffektionen (Soor, Parotitis, Rhagaden, Zahnextraktion)

- **Heißhunger** (Hyperorexie)
- psychogen, z. B. bei Kompensation eines empfundenen Mangels (Kummerspeck)
- organisch, z. B. bei Hyperthyreose, Pylorosspasmus, Diabetes mellitus, Bandwurmerkrankungen, Rekonvaleszenten
- Eßgelüste während der Schwangerschaft
- **vermehrter Durst**
- z. B. bei Fieber, Durchfall, Erbrechen, Diabetes mellitus, Diabetes insipidus
- verminderte Flüssigkeitszufuhr führt zur Dehydration
- **Hilfe bei der Nahrungsaufnahme**
- entsprechende bequeme Lagerung
- appetitliche Nahrungszubereitung
- Hektik und Nervosität beim Füttern des Patienten vermeiden
- Eß- und Trinkhilfen anbieten (z. B. Schnabeltasse, Trinkröhrchen, spezielles Eßgeschirr, Hochrandteller)
- Dokumentation der Nahrungs- und Flüssigkeitsaufnahme (Bilanzblatt, Diabetiker)

NOTIZEN

_____

_____

_____

_____

4
Atmung

Definitionen

- **Atmung (Respiration)**
- Aufnahme von Sauerstoff und Abgabe von Kohlendioxid
- **äußere Atmung**
- Gasaustausch in der Lunge
- O_2-Aufnahme und CO_2-Abgabe in der Lunge
- **innere Atmung**

- Gasaustausch im Gewebe
- O_2-Aufnahme und CO_2-Abgabe im Gewebe
- **Zellatmung**
- Oxydationsvorgänge in den Körperzellen
- **Ventilation**
- Lufttransport (Nase → Alveolen → Nase)
- **Diffusion**
- Gasaustausch (Alveolen → Blut → Gewebe → Blut → Alveolen)
- **Inspiration**
- Einatmung (durch Kontraktion der Interkostalmuskulatur und des Zwerchfells entsteht Unterdruck in den Alveolen)
- **Exspiration**
- Ausatmung (durch Kontraktion bzw. Dilatation der Interkostalmuskulatur, Dilatation des Zwerchfells und Elastizität des Brustkorbes und der Lungen entsteht Überdruck in den Alveolen)
- **Atemfrequenz**
- Anzahl der Atemzüge pro Minute (abhängig von Lebensalter und · Geschlecht)
- **Respirationsluft**
- normales Atemzugvolumen (ca. 500 ml)
- **Atemminutenvolumen**
- Luftmenge, die in einer Minute ein- bzw. ausgeatmet wird
- Atemzugvolumen x Atemfrequenz = Atemminutenvolumen (ca. 8–10 Liter)
- **Atemrhythmus**
- Atemzugfolge (Zeitabstände, Tiefe)
- **Totraumluft**
- Luft zwischen Nasenöffnung und Bronchiolen (ca. 150–180 ml)
- ist nicht an der „Äußeren Atmung" beteiligt
- **Residualluft**
- Restluft (verbleibt auch nach maximaler Ausatmung in der Lunge) ca. 1200 ml
- **Spirometrie**
- Messung und graphische Darstellung der Atmung

- **Spirometer**
- Geräte zur Messung der Atemgrößen (z. B. Vitalkapazität)
- **Eupnoe**
- normale, leichte Atmung
- Nasenatmung
- ohne pathologische Atemgeräusche
- **abdominale Atmung**
- Zwerchfellatmung, Bauchatmung
- Ein- und Ausatmung erfolgen überwiegend durch Kontraktionen und Dilatationen des Diaphragmas
- überwiegend bei Männern und Säuglingen
- bei tiefer Atmung und bei beengender Kleidung besteht eine Mischatmung (abdominale und kostale Atmung)
- **kostale Atmung**
- Rippenatmung, Brustatmung
- Ein- und Ausatmung erfolgen überwiegend durch Kontraktionen und Dilatationen der Interkostalmuskulatur
- überwiegend bei Frauen
- bei tiefer Atmung und bei beengender Kleidung besteht eine Mischatmung (abdominale und kostale Atmung)
- **Auxiliaratmung**
- Atmung unter Zuhilfenahme der Atemhilfsmuskulatur (Hals- und Schultermuskulatur)
- tritt auf bei starker Atemnot (Orthopnoe)
- **Tachypnoe**
- beschleunigte Atemfrequenz
- **Bradypnoe**
- verlangsamte Atemfrequenz
- **Hyperventilation**
- übermäßige Steigerung der Atmung
- führt zur Hypokapnie und zur Hyperventilationstetanie (durch übermäßiges Abatmen von CO_2)
- **Hypoventilation**
- verminderte Atmung
- führt zur Hyperkapnie
- **Dyspnoe**
- subjektive Atemnot mit Beklemmungsgefühl, Lufthunger, Unruhe, erschwerter Atmung und Kurzatmigkeit

- **Zyanose**
- blaurote Färbung der Haut infolge mangelnder O_2-Sättigung des Blutes

Zweck der Beobachtung

- Feststellung von Atemfrequenz, Atemrhythmus, Atemtiefe, Atemtechnik, Atemtyp, Atemgeräuschen, Atemgeruch

Physiologische Vorbemerkungen

- **Steuerung der Atmung**
- die Atmung erfolgt unwillkürlich (kann jedoch willkürlich beeinflußt werden)
- rhythmische Steuerung der Atmung durch das Atemzentrum (Nodus vitalis) im verlängerten Mark (Medulla oblongata)
- Steuerung ist abhängig von neuralen (Lungenvagus, Trigeminus, Hautnerven) und chemischen Reizen (pO_2 = Sauerstoffpartialdruck, pCO_2 = Kohlendioxidpartialdruck und pH = Wasserstoffionenkonzentration)
- der Kohlendioxidpartialdruck und die Wasserstoffionenkonzentration des Blutes beeinflussen normalerweise das Atemzentrum am stärksten
- **Sauerstofftransport**
- durch das Hämoglobin der Erythrozyten nach Diffusion durch Alveolarepithel und Kapillarendothel
- Sauerstoffbindung des Hämoglobins ist abhängig vom Sauerstoffpartialdruck, von der Temperatur und der Wasserstoffionenkonzentration des Blutes
- Sauerstofftransportkapazität des Blutes ist abhängig von Erythrozytenzahl und Herzminutenvolumen
- **Kohlendioxidtransport**
- überwiegend durch das Blutplasma

- **Atemfrequenz (Normwerte in Ruhe)**
- Säuglinge   40–45
- Kleinkinder   25–30
- Erwachsene 16–20
- **Vitalkapazität**
- maximales Atemhubvolumen (ca. 3500–4500 ml) bestehend aus
- Respirationsluft (normales Atemzugvolumen) ca. 500 ml
- inspiratorischem Atemreservevolumen (zusätzliche Einatmungsluft) ca. 1500–2000 ml
- exspiratorischem Atemreservevolumen (zusätzliche Ausatmungsluft) ca. 1500–2000 ml
- **Zusammensetzung der Einatmungsluft**
- Stickstoff   78%
- Sauerstoff   21%
- Edelgase   1%
- Kohlendioxid 0,03%
- **Zusammensetzung der Ausatmungsluft**
- Stickstoff   79%
- Sauerstoff   16%
- Edelgase   1%
- Kohlendioxid   4%
- **physiologische Atembeschleunigung (Tachypnoe), z. B. bei**
- Anstrengung
- Erregung
- **physiologische Verlangsamung der Atmung (Bradypnoe), z. B. bei**
- Ruhe
- Schlaf

Pathophysiologie

- **pathologische Atembeschleunigung (Tachypnoe), z. B. bei**
- Erkrankungen der Atemwege (Störungen der Ventilation und Diffusion)
- Fieber
- Herzerkrankungen (Störungen der Lungendurchblutung und Diffusion, pCO_2-Anstieg)
- Blutverlusten
- Schock
- Bluterkrankungen

- **pathologische Verlangsamung der Atmung (Bradypnoe), z. B. bei**
- Vergiftungen
- Gehirnerkrankungen
- Medikamenten (Hypnotika, Narkotika, Sedativa)
- **Hypoventilation (verminderte Atmung, Verringerung des Atemzugvolumens), z. B. bei**
- Obstruktionen (Verstopfung) der Atemwege (Emphysem, Asthma bronchiale, Aspiration)
- Restriktionen (Einengung) der Atemwege (Empyem, Hämatothorax, Pneumothorax, Zwerchfellhochstand, Pleuraschwarten, Pickwick-Syndrom)
- Depressionen des Atemzentrums (Medikamente, Embolien, Infektionen, Verletzungen, Tumoren)
- Thoraxverletzungen
- Schmerzen (Schonatmung bei Pleuritis und nach Operationen)
- Lähmungen (Poliomyelitis, Muskeldystrophie, Curarewirkung, Narkotika)
- **Hyperventilation (übermäßige Steigerung der Atmung mit erhöhter Krampfgefahr), z. B. bei**
- Nervosität
- Labilität
- **inspiratorische Dyspnoe**
- erschwerte, verlängerte Einatmung mit z. T. langgezogenem pfeifendem Einatmungsgeräusch und verkürzter Ausatmung, z. B. bei
- Struma
- Aortenaneurysma
- Mediastinaltumoren
- Fremdkörperaspirationen
- Diphtherie
- Phlegmone des Pharynx
- Quincke-Ödem
- Laryngospasmus
- Schnupfen
- Nasenpolypen
- Nasenscheidewandkrümmungen
- **exspiratorische Dyspnoe**
- erschwerte, verlängerte Ausatmung mit verkürzter Einatmung (evtl. mit ziehendem Ausatmungsgeräusch), z. B. bei
- Asthma bronchiale
- Bronchitis
- Bronchusstenosen
- Emphysem
- **kardiale Dyspnoe**
- durch Herzinsuffizienz bedingte Atemnot, z. B. bei
- Mitralstenose
- Asthma cardiale
- Lungenödem
- **Arbeitsdyspnoe**
- Atemnot verschwindet in Ruhe
- **Ruhedyspnoe**
- Atemnot ist auch im Ruhezustand vorhanden
- **Orthopnoe**
- höchste Atemnot
- Patient ist sehr unruhig
- **Apnoe (Atemstillstand, Atemlähmung), z. B. bei**
- Lähmungen des Atemzentrums
- primärem Herzstillstand
- Verletzungen der Medulla oblongata
- Luxation oder Fraktur der oberen Halswirbel
- Pneumothorax (beidseits)
- Poliomyelitis
- Botulismus
- Bulbärparalyse
- Curareapplikation
- Fremdkörperaspirationen
- Verlegungen der oberen Atemwege
- **Hypoxämie (O_2-Mangel im Blut), z. B. bei**
- Verlegungen der oberen Atemwege (Fremdkörperaspiration, Glottisödem, Glottisspasmus, Tumordruck)
- Funktionsstörungen der Lunge (Entzündung, Ödem, Pneumothorax)
- O_2-Mangel in der Einatmungsluft
- Kollaps, Schock
- Kohlenmonoxid-, Blausäure- und Narkosevergiftung
- **Hyperkapnie**
- erhöhter CO_2-Gehalt im arteriellen Blut
- führt zu Unruhe, Bewußtseinsstörung,

Krämpfen und zur respiratorischen
Azidose
- **Asymmetrie der Atmung**
- eine Thoraxhälfte beteiligt sich nicht
  oder nur in verringertem Ausmaß an
  den Atembewegungen, z. B. bei
- Thoraxverletzungen
- Schmerzen
- Narben
- Mißbildungen des Thorax
- Pneumothorax
- Pleuraerguß
- Schwartenbildung nach Pleuritis
- **Kussmaulsche Atmung
  (Azidose-Atmung)**
- langsame, große, vertiefte, regelmäßige Atmung
- entsteht bei hochgradiger Azidose
- Körper versucht, die Übersäuerung
  durch vermehrtes Abatmen von CO_2
  zu reduzieren
- Ausatmungsluft riecht nach Azeton
  (wie faule Äpfel)
- z. B. bei urämischem- und diabeti-
  schem Koma, Methylalkoholvergiftung
- **Cheyne-Stokessche Atmung
  (Agonie-Atmung)**
- an- und abschwellende Atmung mit
  langen Atempausen
- entsteht bei schwerer Schädigung des
  Atemzentrums (mangelnde Erregbar-
  keit)
- z. B. bei chronischem O_2-Mangel, Vergiftungen (Urämie, Morphium), Azidose,
  Herz- und Gehirnerkrankungen
- **Biotsche Atmung (meningitische
  Atmung)**
- große, tiefe, stoßweise Atmung, unterbrochen durch lange Atempausen
- z. B. bei Meningitis, Hirntumor, Hirndruckerhöhung
- **Nasenflügelatmung**
- heftige Bewegungen der Nasenflügel
  während der Atmung
- entsteht bei schwerer Atemnot
  (Orthopnoe), besonders bei Klein-
  kindern mit Lungenentzündung

- **Atemgeruch**
- Azetongeruch beim diabetischen Koma
- jauchig stinkender Geruch bei eitrigen
  Entzündungen (z. B. Lungengangrän,
  Bronchiektasen)
- **Atemgeräusche**
- Singultus (Schluckauf), unwillkürliche
  schnelle Kontraktionen des Zwerchfells
  (ruckartiges Einströmen von Luft)
  durch Phrenikusreizungen
- inspiratorischer Stridor, bei der
  inspiratorischen Dyspnoe auftretendes
  pfeifendes Einatmungsgeräusch
- exspiratorischer Stridor, bei der
  exspiratorischen Dyspnoe auftretendes
  (langgezogenes) pfeifendes Ausatmungsgeräusch

Allgemeine Vorbemerkungen

- Inspiration und Exspiration gelten als
  ein Atemzug
- Atemfrequenzkontrollen immer unter
  gleichen Bedingungen (liegender
  Patient)
- psychische Erregungen führen zur
  Tachypnoe (Visite, Untersuchungen,
  Besuch)
- Atmung immer eine Minute zählen
- willkürliche Frequenzbeeinflussung
  berücksichtigen

Material

- Pulsuhr (60 Sekunden)
- Uhr mit Sekundenzeiger

Durchführung

- **personelle Überwachung der Atemfrequenz**
- bei ansprechbarem Patienten Thorax
  beobachten und den Patienten ablenken durch imitierte Pulszählung (sonst
  willkürliche Frequenzbeeinflussung)
- bei bewußtlosem Patienten Hand auf
  den Brustkorb legen und Atemfrequenz
  feststellen

- **instrumentelle Überwachung der Atemfrequenz**
- durch temperaturabhängige Widerstandsfühler, die in den Luftwegen (Nase, Nasenrachenraum) angebracht werden (Thermistoren)
- Ableitung der Atemmuskulatur – Impulse nach Einstechen einer Nadelelektrode in die Ein- oder Ausatmungsmuskulatur (Elektromyogramm)
- Möglichkeit der schriftlichen Aufzeichnung und optischen Darstellung der Atemfrequenz und Atemform
- Grenzwertwarnsystem (optisch und akustisch) bei Über- und Unterschreiten eingestellter Grenzwerte
- **Bestimmung der Lungenvolumina**
- durch Spirometer (Spirometrie)

Beachte

1. **Atemfrequenz, Atemrhythmus, Atemtiefe, Atemtechnik, Atemtyp, Atemgeräusche, Atemgeruch**
2. **jede Veränderung dem Arzt mitteilen und dokumentieren**
3. **regelmäßige personelle Atemkontrolle während der instrumentellen Überwachung**
4. **Dokumentation**

NOTIZEN

_____
_____
_____
_____

5
Augen

Augenlider

- **Ödeme,** z. B. bei Nephritis, Nasennebenhöhlenentzündungen, Kopferysipel
- **Entzündungen,** z. B. Gerstenkorn

- **Luftemphysem,** z. B. bei Siebbeinverletzungen
- **Hämatome,** z. B. bei Verletzungen, Schädel-Hirn-Traumen
- **erweiterte Lidspalten,** z. B. bei Fazialislähmung, Exophtalmus
- **verengte Lidspalten,** z. B. bei Lidentzündungen, Ödemen, Verblitzen
- **Stellungsanomalien,** z. B. bei Mongolismus, Narbenzug, Lähmungen
- **Farbveränderungen,** z. B. durch Exanthem, Brillenhämatom
- **herabhängendes Oberlid,** z. B. bei Lähmungen, Narbenzug
- **seltener Lidschlag,** z. B. bei Hyperthyreose
- **fehlender Lidschlag,** z. B. bei Fazialislähmung
- **verklebte Augen,** z. B. bei Entzündungen
- **sonstige Veränderungen,** z. B. durch Tumoren, Verletzungen

NOTIZEN

_____
_____
_____
_____

Tränenfluß

- **geringer Tränenfluß,** z. B. bei Verbrennungen, Verätzungen
- **vermehrter Tränenfluß,** z. B. durch psychische Reize, mechanische Reize, Abflußbehinderungen
- **blutiger Tränenfluß,** z. B. bei Tumoren, Intoxikationen

NOTIZEN

_____
_____
_____
_____

Bindehaut (Konjunktiva)

- **Entzündung (Konjunktivitis)**
- mit Jucken, Brennen, Fremdkörpergefühl, Schmerzen, Rötung, Tränenfluß, Eiterabsonderung, Lidverklebung
- **Blässe,** z. B. bei Anämie

NOTIZEN

Hornhaut (Kornea)

- **Austrocknung** durch seltenen Lidschlag, erweiterte Lidspalten und fehlenden Lidschluß, z. B. bei Bewußtlosigkeit, Schädel-Hirn-Traumen
- **Kornealreflex** = reflektorische Schließung des Augenlides
- bei mechanischer, chemischer oder thermischer Reizung der Augenhornhaut
- Prüfung mittels Wattefaden

NOTIZEN

Lederhaut (Sklera)

- **Gelbfärbung,** z. B. bei Ikterus
- **Gefäßzeichnung, Rotverfärbung,** z. B. bei Entzündungen, Verletzungen

NOTIZEN

Pupillen (Pupilla)

- **normal** = rund, gleichgroß, entsprechend dem Lichteinfall eng oder weit
- **Entrundung**
- z. B. bei Verletzungen, Verwachsungen
- **ungleiche Weite der Pupillen = Anisokorie**
- z. B. bei Schädel-Hirn-Traumen, Meningitis, Glaukom, vegetativen Störungen
- **Verengung der Pupillen = Miosis**
- z. B. bei Sympathikuslähmung, Morphium- und Pilocarpinintoxikation, Neurolues
- **Erweiterung der Pupillen = Mydriasis**
- z. B. durch Schreck, Schmerzen, Angstzustände und nach Mydriatika – Applikation
- **Pupillenstarre**
- z. B. bei progressiver Paralyse, Enzephalitis, Schädel-Hirn-Traumen, Alkoholismus

NOTIZEN

Augapfel (Bulbus)

- **Schielen = Strabismus**
- z. B. bei Augenmuskelschwäche, Augenmuskellähmung
- **Vordrängung der Augäpfel = Exophthalmus**
- z. B. bei Hyperthyreose, Geschwülsten
- **Zurücksinken der Augäpfel = Enophthalmus**
- z. B. bei Exsikkose, Sympathikuslähmung, Traumen
- **unwillkürliches Augenzittern = Nystagmus**
- z. B. bei Kleinhirntumoren, Labyrintherkrankungen, Barbitursäureintoxikationen, Schwachsichtigkeit

NOTIZEN

Fehlsichtigkeiten (Ametropie)

- Kurzsichtigkeit = Myopie
- Weitsichtigkeit = Hypermetropie
- Schwachsichtigkeit = Astigmatismus
- Farbenblindheit = Achromatopsie
- Blindheit = Amaurose
- Patienten mit Fehlsichtigkeiten sind ohne Brille oder Kontaktlinsen hilflos, unsicher und ängstlich
- **Augenprothesen** (künstliche Augen)
- sind nur schwer von den natürlichen Augen zu unterscheiden (keine Augenbewegungen und keine Pupillenveränderungen)
- fördern das psychische Wohlbefinden

NOTIZEN

6
Bewußtsein

- **Bewußtseinsklarheit** = klare geistige Verfassung
- Patient ist ansprechbar, zeitlich, räumlich und persönlich orientiert
- **Benommenheit** = leichter Grad der Bewußtseinsstörung
- verlangsamtes Denken und Handeln
- erschwerte Orientierung
- unpräzise Reaktionen
- **Somnolenz** = krankhafte Schläfrigkeit
- durch äußere Reize weckbar
- mangelnde Aufmerksamkeit und Ansprechbarkeit
- einfache Fragen können beantwortet werden

- **Sopor** = Bewußtseinsstörung stärkeren Grades
- nur stärkste Reize lösen Reaktionen aus
- kurzfristige Beantwortung einfacher Fragen nur bei gleichzeitiger Schmerzreizung
- **Präkoma** = leichte Bewußtlosigkeit
- durch äußere Reize nicht weckbar
- gezielte und ungezielte Abwehrbewegungen auf starke Schmerzreize
- erhaltene Reflexe (Pupillen-, Korneal-, Würg- und Muskeleigenreflexe)
- **Koma** = tiefe Bewußtlosigkeit
- keine Schmerzreaktionen
- Erlöschen aller oder einzelner Reflexe
- evtl. Ausfall der Spontanatmung
- **Koma-Ursachen**
- zentral (z. B. Meningitis, zerebrovaskulärer Insult)
- kardiovaskulär (z. B. Lungenembolie, Myokardinfarkt, Kollaps)
- endokrin (z. B. Coma diabeticum, Coma hypoglycaemicum)
- toxisch (z. B. Urämie, Eklampsie, Coma hepaticum, exogene Vergiftungen)
- anoxämisch (z. B. Lungenödem, akute Atemwegsobstruktionen)
- **Amnesie** = zeitliche oder inhaltliche Gedächtnislücke
- psychogen nach abnormen Erlebnisreaktionen
- retrograd nach Schädel-Hirn-Traumen oder Intoxikationen (Gedächtnislücke auch für die Zeit vor der Bewußtlosigkeit)
- **Bewußtlosigkeit mit freiem Intervall**
- nach anfänglicher Bewußtlosigkeit folgt zunehmende Aufhellung mit nachfolgendem Wiedereinsetzen der Bewußtlosigkeit
- z. B. nach Schädel-Hirn-Traumen, intrakraniellen Drucksteigerungen
- **Apathie** = Teilnahmslosigkeit
- dauernde oder vorübergehende Teilnahmslosigkeit gegen äußere Eindrücke

- z. B. bei Psychopathien, Psychosen, organisch-zerebralen Erkrankungen, starken Erlebnissen
- **Absencen** = kurze Bewußtseinsverluste
- plötzlich auftretende, vorübergehende und kurze Bewußtseinsverluste
- z. B. bei Epilepsie – kleine Anfälle
- **Stupor** = Erstarrung
- geistige und körperliche Erstarrung, völlige Hilflosigkeit
- eingeschränkter Denkvorgang
- evtl. keine Nahrungsaufnahme, Inkontinenz
- z. B. bei Schreck, Angst, Schizophrenie
- **Dämmerzustand**
- pathologisch veränderte Bewußtseinslage (desorientiert, verwirrt)
- reduziertes Denk- und Urteilsvermögen
- evtl. Halluzinationen
- stupurös oder hochgradig erregt
- z. B. bei Epilepsie, Schädel-Hirn-Traumen, Schizophrenie, Alkoholismus
- **Delirium**
- pathologisch veränderte Bewußtseinslage
- desorientiert, verwirrt, illusionäre Verkennungen, wahnhafte Vorstellungen
- Tremor, Schweißausbruch, Unruhe
- z. B. bei Alkoholismus (Delirium tremens) Infektionen, Entwöhnung (Medikamente, Alkohol), Intoxikationen
- **Halluzinationen**
- Sinnestäuschungen (akustische H., optische H., geschmackliche H., taktile H., kinesthetische H. und Geruchshalluzinationen)
- deutliche Wahrnehmungen ohne vorhandenen äußeren Vorgang
- z. B. bei krankhaften Geistesstörungen

NOTIZEN

_____

_____

_____

_____

7
Blutdruck

Definitionen

- **Blutdruck (arteriell)**
- meßbarer Druck in den Arterien, abhängig von
- Herzschlagvolumen und Herzminutenvolumen
- Gefäßwiderstand (Elastizität)
- Widerstand der Arteriolen und Kapillaren
- Füllungszustand des Gefäßsystems
- **systolischer Blutdruck**
- Druckmaximum, das während der Austreibungsphase des linken Ventrikels im arteriellen System entsteht
- **diastolischer Blutdruck**
- Druckminimum, das während der Erschlaffungs- und Auffüllzeit des linken Ventrikels im arteriellen System entsteht
- **Blutdruckamplitude**
- Differenz zwischen systolischem und diastolischem Blutdruck
- **Herzschlagvolumen**
- Blutmenge, die das Herz bei jeder Systole auswirft (ca. 80 ml)
- **Herzminutenvolumen**
- Blutmenge, die das Herz in einer Minute auswirft (ca. 5–6 Liter)
- Herzfrequenz X Herzschlagvolumen = Herzminutenvolumen
- **Riva-Rocci (RR)**
- apparative Blutdruckmessung nach Scipione Riva-Rocci (italienischer Kinderarzt 1863–1937)
- **Seitendifferenz**
- Druckdifferenz zwischen rechter und linker Extremität
- **Hypertonie**
- arterielle Blutdrucksteigerung über RR 160/95 mm Hg (21,3/12,6 kPa)
- **blasser Hochdruck**
- Hypertonie mit Blässe des Gesichts

- **roter Hochdruck**
- Hypertonie mit guter Hautdurchblutung
- **Hypotonie**
- arterielle Blutdrucksenkung unter die altersbedingte Norm

Zweck der Beobachtung

- Feststellung von Blutdruckwerten und Blutdruckveränderungen (systolischer Blutdruck, diastolischer Blutdruck, Blutdruckamplitude, Blutdruckschwankungen, Hypertonie, Hypotonie)

Physiologische Vorbemerkungen

- **Normalwerte nach Riva-Rocci gemessen an der Arteria brachialis (Oberarmarterie / in der Ellenbeuge) beim liegenden Menschen**

- die physiologischen Blutdruckwerte sind altersabhängig

- 10-30 Jahre   110/75 mmHg (= 14,7/10 kPa)
- 30-40 Jahre   125/85 mmHg (= 16,7/11,3 kPa)
- 40-60 Jahre   140/90 mmHg (= 18,7/12 kPa)
- über 60 Jahre 150/90 mmHg (= 20/12 kPa)

- **Blutdruckamplitude**
- Normwert ca. 40 mm Hg (5,3 kPa)
- **Hypertonie (physiologisch) bei**
- Anstrengung
- Erregung
- Wut
- Angst
- Coffeinzufuhr
- **Hypotonie (physiologisch) bei**
- Schlaf
- Hungerzustand
- konstitutioneller Hypotonie (Astheniker)
- **rhythmische Blutdruckschwankungen (physiologisch) durch**
- Einfluß der Atmung auf den intrathorakalen Druck
- Einfluß der Atmung auf den Vagustonus
- Schlaf-Wach-Rhythmus

Pathophysiologie

Hypertonie (pathologisch)
- **Volumenhochdruck**
- hoher Systolendruck
- niedriger Diastolendruck
- große Blutdruckamplitude
- z. B. bei Hyperthyreose, Aorteninsuffizienz, totalem AV-Block
- **Elastizitätshochdruck**
- hoher Systolendruck
- normaler Diastolendruck
- z. B. bei Arteriosklerose der großen Gefäße, Elastizitätsabnahme der Gefäße
- **Widerstandshochdruck**
- hoher Systolendruck
- hoher Diastolendruck
- z. B. bei chronischer Nephritis, Erkrankungen mit Engstellung der Arteriolen
- **essentielle Hypertonie** (Häufigkeit ca. 80%)
- ohne erkennbare Ursache
- **renale Hypertonie** (Häufigkeit ca. 15%), z. B. bei
- Pyelonephritis
- Glomerulonephritis
- Nierenmißbildung
- Nierenarterienstenose
- chronischen Vergiftungen (Blei, Quecksilber)

- **endokrine Hypertonie** (Häufigkeit ca. 3%), z. B. bei
- Phäochromozytom
- Conn-Syndrom
- Cushing-Syndrom
- Akromegalie
- Hyperthyreose
- Klimakterium
- **kardiovaskuläre Hypertonie** (Häufigkeit ca. 1,5%), z. B. bei
- Aorteninsuffizienz
- totalem AV-Block
- Aortenisthmusstenose
- Arteriosklerose

- Viskositätserhöhung
- **neurogene Hypertonie** (Häufigkeit ca. 0,5%), z. B. bei
- Enzephalitis
- Poliomyelitis
- intrakranieller Drucksteigerung (Tumor, Blutung, Ödem)
- **portaler Hochdruck**
- Hochdruck im Pfortaderkreislauf durch mechanische Abflußbehinderung, z. B. bei
- Leberzirrhose
- komprimierenden Prozessen (Tumoren)
- Narben
- Thrombose der Pfortader, Lebervene oder Milzvene
- Milzvenenstenose
- **pulmonaler Hochdruck**
- Hochdruck im Lungenkreislauf, z. B. bei
- Linksherzinsuffizienz
- Lungenemphysem
- chronischer Bronchitis
- Lungengefäßveränderungen (Embolie)

Hypotonie (pathologisch)
- **orthostatische Hypotonie**
- bei Lageveränderungen
- liegen – sitzen – stehen
- **symptomatische Hypotonie** mit kleiner Blutdruckamplitude, z. B. bei
- neurozirkulärer Dystonie
- Herzinsuffizienz (dekompensiert)
- Myokardinfarkt
- Vasomotoren-Kollaps
- Rekonvaleszenz
- Blutverlust
- Schock
- **Begleitsymptome der Hypotonie**
- Tachykardie
- kalter Schweiß
- Blässe evtl. Zyanose
- kalte Haut
- Schwindelgefühl
- Müdigkeit

Allgemeine Vorbemerkungen

- erste Blutdruckkontrolle immer rechts und links vornehmen (Seitendifferenzen sprechen für Anomalien des Gefäß-verlaufes, Arterien- und Aorten-stenosen)
- Blutdruckkontrollen immer am liegen-den Patienten vornehmen
- Blutdruckmessungen unmittelbar nach psychischen Erregungen (Besuch, Visite, Untersuchung, Krankenhaus-einweisung) ergeben erhöhte Meß-werte

Material

- **Blutdruckapparat** bestehend aus
- aufblasbarer Blutdruckmanschette (Armmanschette 14 cm breit, Ober-schenkelmanschette 16–18 cm breit)
- Gummiballon mit Ventilschraube
- Sphygmomanometer nach Riva-Rocci (Quecksilbermanometer) oder Tono-meter nach Recklinghausen (uhr-förmiges Manometer)
- **Stethoskop** (mit Trichter- oder Flach-membran)

Vorbereitung

- flache Rückenlage zur Blutdruck-messung an den oberen Extremitäten
- Oberarm frei von Kleidungsstücken
- flache Bauchlage zur Blutdruck-messung an den unteren Extremi-täten
- Oberschenkel frei von Kleidungs-stücken

Durchführung

indirekte unblutige Blutdruckmessung
- **palpatorische Messung des systoli-schen Wertes (nach Riva-Rocci)**
- Blutdruckmanschette am Oberarm fixieren
- Manschette aufblasen und feststellen bei welchem Manometerstand der Radialispuls nicht mehr fühlbar ist = 1. systolischer Wert
- Ventil öffnen und feststellen bei welchem Manometerstand der Radialis-puls wieder fühlbar wird = 2. systo-lischer Wert

- der Mittelwert des 1. und 2. systolischen Wertes wird als systolischer Blutdruck angenommen
- **auskultatorische Messung des systolischen und diastolischen Wertes (nach Korotkoff und Fellner)**
- Blutdruckmanschette am Oberarm (Oberschenkel) fixieren und aufblasen bis Radialispuls (Popliteapuls) nicht mehr tastbar
- Auskultation der Gefäße in der Ellenbeuge (Kniekehle) mit dem Stethoskop während des Luftauslassens
- Auftreten eines mit dem Puls synchronen Tones (Gefäßgeräusch / Korotkoffgeräusch) = systolischer Blutdruckwert
- plötzliches Leiserwerden des Gefäßgeräusches = diastolischer Blutdruckwert
- **elektronische Messung des systolischen und diastolischen Wertes**
- elektrisches Aufblocken (Kompressor) der Blutdruckmanschette
- Messung durch Körperschallmikrophon (Befestigung unter der Manschette)
- Zeitintervall der Messung frei wählbar
- Möglichkeit der schriftlichen Aufzeichnung und optischen Darstellung
- Grenzwertwarnsystem (optisch und akustisch) bei Über- und Unterschreiten eingestellter Grenzwerte
- **direkte blutige Blutdruckmessung**
- zur direkten Druckmessung wird ein Katheter oder eine Kanüle in die A. radialis, A. brachialis oder A. femoralis eingeführt
- Druckmessung durch elektronische Druckwandler mit automatischer Dauerspülung des Katheters (nach exakter Nullpunktbestimmung)
- Möglichkeit der fortlaufenden genauen Kontrolle des Blutdrucks (schriftliche Dokumentation und optische Darstellung)

Beachte

1. **Blutdruckmanschette nicht über Verbänden oder Kleidungsstücken anlegen**
2. **Manschettendruck pro Sekunde max. 2–3 mm Hg (0,3–0,4 kPa) senken**
3. **zur Blutdruckmessung bei Kindern stehen schmale Manschetten zur Verfügung**
4. **vor erneuter Messung Manschettendruck auf Nullwert absinken lassen**
5. **bei Patienten mit Dialyse-Shunt am betreffenden Arm keine Messung vornehmen**
6. **Kontrolluntersuchungen immer unter gleichen Bedingungen**
7. **jede Normabweichung dem Arzt mitteilen**
8. **regelmäßige personelle Blutdruckkontrollen während der instrumentellen Überwachung**
9. **nur Blutdruckmessungen am infusionsfreien Arm**
10. **1 mm Hg = 0,1333 kPa**
11. **Dokumentation**

NOTIZEN

_____

_____

_____

_____

8
Erbrechen

Definitionen

- **Erbrechen (Emesis, Vomitus)**
- unphysiologische Entleerung des Mageninhaltes durch den Mund
- Begleitsymptom verschiedener Erkrankungen (keine selbständige Erkrankung)
- **Hyperemesis**
- sehr starkes Erbrechen

- **Regurgitieren**
- Auswürgen unverdauter Speisen
- **Dysphagie**
- schmerzhafte Schling- und Schluck-störungen
- **Pyrosis**
- Sodbrennen (brennende Empfindungen in der Magen- und Rachengegend)
- **Aerophagie**
- Luftschlucken mit nachfolgendem Aufstoßen (häufig bei Nervosität)
- **Ructus**
- geräuschvolles Aufstoßen zum Teil mit Mageninhalt

Zweck der Beobachtung

- Feststellung der Art des Brechvorganges
- Feststellung der Zeit, Menge, Farbe, des Geruchs und der Beimengungen des Erbrochenen

Pathophysiologie

- **Vorgang des Erbrechens**
- verstärkte (rückläufige) Magen- und Ösophagusperistaltik bei geschlossenem Pylorus
- Unterstützung durch Bauchpresse und Erhöhung des intrathorakalen Drucks (durch vorherige Inspiration)
- **Reizung des Brechzentrums**
- der Brechakt wird in der Medulla oblongata ausgelöst durch
- **periphere Reizung**
- Reizung der Rachen- und Magenschleimhaut (z. B. durch Gastritis, unverträgliche Speisen, Racheninspektion)
- **psychische Reizung**
- Reizung über das Großhirn (z. B. durch Ekel, Aufregung)
- **cerebrale Reizung**
- direkte Reizung des Brechzentrums (z. B. durch Hirndrucksteigerung, Bakteriengifte, Nahrungsmittelgifte)
- **medikamentöse Reizung**
- durch Brechmittel (Emetika)
- **Ursachen des Erbrechens**
- **Intoxikationen**
- z. B. durch Digitalis, Zytostatika, Sulfonamide, Schlafmittel, Morphinpräparate, Narkosemittel, Pilze, Alkohol
- **Passagebehinderungen**
- z. B. durch Kardiastenose, Hiatushernie, Pylorusstenose, Volvulus, Ileus
- **gastrointestinale Erkrankungen – intraabdominelle Prozesse**
- z. B. Ösophagusdivertikel, Gastroenteritis, akute Appendizitis, Peritonitis, Pyelonephritis, Nierensteinkolik, akute Hepatitis, akute Pankreatitis, Cholezystitis, Gallensteinkolik
- **endokrine Erkrankungen – metabolische Ursachen**
- z. B. Coma hepaticum, diabetisches Präkoma, Urämie, Thyreotoxikose, Hyperemesis gravidarum
- **zerebrale Reizung**
- z. B. durch Schädel-Hirn-Traumen (Blutungen), Meningitis, Enzephalitis, Migräne, Seekrankheit, Glaukomanfall
- **kardiopulmonale Ursachen**
- z. B. Lungenembolie, Herzinfarkt, Schock
- **Infektionen**
- z. B. Scharlach, Keuchhusten, Salmonellenenteritis
- **sonstige Ursachen**
- z. B. starke Schmerzen, Röntgenkater
- **Art des Brechvorganges**
- **einfaches Spucken oder Speien**
- z. B. Regurgitieren
- **schlaffes, atonisches Erbrechen**
- Erbrochenes läuft aus dem Mund
- bei mangelhaftem oder fehlendem Brechreflex
- z. B. beim Ileus
- **spastisches Erbrechen**
- explosionsartiges Erbrechen im Schwall
- z. B. bei Pylorusstenose, zerebraler Reizung

Tageszeit, Häufigkeit und Begleiterscheinungen des Erbrechens
- **Nüchternerbrechen**
- z. B. in den ersten (drei) Monaten der Schwangerschaft
- **morgendliches Erbrechen**
- z. B. bei Alkoholgastritis
- **Erbrechen nach jeder Nahrungsaufnahme**
- z. B. bei akuter Gastritis, Ösophagusdivertikeln
- **Erbrechen nur nach bestimmten Nahrungsmitteln**
- z. B. bei Ekel, Unverträglichkeit
- **Erbrechen nur nach Aufregungen**
- **Erbrechen nur bei starken Schmerzen**
- z. B. bei Nierensteinkolik, Gallensteinkolik
- **Erbrechen unabhängig von der Nahrungsaufnahme**
- z. B. bei endokrinen Erkrankungen, zerebralen Reizungen, kardiopulmonalen Ursachen
- **Erbrechen in Verbindung mit Diarrhoe**
- z. B. bei Enteritiden
- **Erbrechen in Verbindung mit Übelkeit**
- z. B. bei Intoxikationen, gastrointestinalen Erkrankungen

Farbe, Geruch und Beimengungen des Erbrochenen
- unverdaute (nicht säuerlich riechende) Speisen
- z. B. bei Kardiastenose, Ösophagusdivertikeln
- **alte Speisen vom Vortag**
- angedaut, säuerlich
- z. B. bei Pylorusstenose, Tumoren, Spasmen, Ileus
- **schleimiges Erbrechen**
- z. B. bei atrophischen Gastritiden
- **Bluterbrechen (Hämatemesis)**
- dunkelrot bis schwarzrot
- z. B. bei massiven Ösophagusvarizen- und Magenulkusblutungen
- **kaffeesatzähnliches Erbrechen**
- braun-schwarz, geronnen

- durch Salzsäure verändertes Blut (salzsaures Hämatin)
- z. B. durch verschlucktes Blut (Lunge, Nase, Mund), blutende Magengeschwüre oder blutendes Magenkarzinom
- **hellrotes, schaumiges Blut stammt nicht aus dem Magen** (siehe Hämoptoe = Bluthusten)
- **galliges Erbrechen**
- gelbgrünlich
- nach langanhaltendem Erbrechen
- z. B. bei Hyperemesis gravidarum, Coma hepaticum
- **Koterbrechen (Miserere)**
- bräunliche, kotige Masse mit fäkulentem Geruch
- z. B. bei Darmverschluß

Pflegerische Maßnahmen

- freundliche, ruhige Betreuung des Patienten
- Zeichen des Ekels von seiten der Pflegeperson unterdrücken
- Kleidung und Bett des Patienten möglichst mit Zellstoff abdecken
- Erbrochenes möglichst in einer Nierenschale auffangen
- Kopf des Patienten während des Brechvorganges stützen
- bei frischoperierten Patienten mit der flachen Hand einen leichten Druck auf die Wunde ausüben
- bewußtlose Patienten flach lagern, den Kopf auf die Seite drehen (Verhinderung einer Aspiration)
- nach dem Erbrechen den Mund ausspülen lassen oder mit feuchtem Tuch auswischen
- Erbrochenes besichtigen, messen und im Krankenblatt vermerken
- blutig, kaffeesatzähnlich oder kotartig Erbrochenes muß dem Arzt gezeigt werden

Beachte

1. **Art und Häufigkeit des Brechvorganges**
2. **Zeitpunkt des Erbrechens**
3. **Menge, Farbe, Geruch und Beimengungen des Erbrochenen**
4. **bei Vergiftungen muß das Erbroche-
ne aufbewahrt werden (für evtl.
Laboranalysen)**
5. **Dokumentation**

NOTIZEN

9
Haut und
Hautanhängsel

Definitionen

- **Hautturgor**
- Spannungszustand der Haut
- **Exsikkose – Dehydration**
- Austrocknung
- reduzierter Hautspannungszustand
- **Ödeme (Wasseransammlungen)**
- schmerzlose, nicht gerötete Schwel-
lungen infolge Ansammlung wäßriger
Flüssigkeiten in den Gewebsspalten
- **Transpiration**
- Schweißabsonderung zur Temperatur-
regulation
- **Ikterus (Gelbsucht)**
- Gelbverfärbung der Haut
- **Zyanose**
- blaurote Färbung der Haut
- tritt bevorzugt an den Lippen und
Fingernägeln auf
- **Hyperämie der Haut**
- Hautrötung durch Gefäßweitstellung
- **Hypoämie der Haut**
- Hautblässe durch Gefäßengstellung
(Mangeldurchblutung)

Zweck der Beobachtung

- Feststellung von Haut- und Zungenveränderungen (Farbe, Spannungszustand, Druckstellen, Effloreszenzen)

Physiologische
Vorbemerkungen

- **Aufbau der Haut**
- Epidermis (Oberhaut) = Epithelzellen,
Melaninkörperchen, keine Blutgefäße
- Corium (Lederhaut) = Bindegewebe,
elastische Fasern, Blutgefäße, Lymph-
gefäße, Nerven, glatte Muskulatur
- Subcutis (Unterhaut) = lockeres Binde-
gewebe, Fettgewebe
- **Normwerte der Haut**
- Hautfarbe = blaßrosa (abhängig von
Pigmentgehalt, Durchblutung, Dicke
der Deckepithelzellschicht)
- Hautspannungszustand = elastisch
- Beschaffenheit = glatt, intakt, trocken
- Zungenbeschaffenheit = feucht, matt-
rosa, sauber
- Finger- und Zehennägel = elastisch,
quergewölbt, durchsichtig
- Körperbehaarung = abhängig vom
Gleichgewicht zwischen Androgenen
und Östrogenen
- **Funktionen der Haut**
- Schutzorgan (Wärme, Kälte, Fremd-
körper)
- Sinnesorgan (Druck, Berührung,
Schmerz, Kälte, Wärme)
- Wärmeregulation (Schweißdrüsen,
Kapillargefäße)
- Absonderungsorgan (Schweiß, Talg)
- Speicherorgan (Fett)
- **physiologische Hyperämie der Haut,
z. B. bei**
- Aufregung
- Hitze
- Anstrengung

- **physiologische Hypoämie der Haut, z. B. bei**
- Kälte
- Schreck
- Aufregung
- konstitutioneller Hautblässe
- **physiologische Gelbverfärbung der Haut, z. B. bei**
- Karotinablagerung (nach Genuß von Karotten)
- Medikamenteneinnahme (z. B. Novobiocin, Prontosil, Atebrin usw.)

Pathophysiologie

- **pathologische Hyperämie der Haut, z. B. bei**
- Fieber
- Entzündungen
- Verbrennungen
- Hypertonie
- Exanthemen
- **pathologische Hypoämie der Haut, z. B. bei**
- Anämie
- Blutungen
- Hypotonie
- Kollaps
- Schock
- lokalen Zirkulationsstörungen (z. B. Embolie)
- **pathologische Gelbverfärbung der Haut (Ikterus), z. B. bei**
- Leberparenchymerkrankungen (Virushepatitis, chronische Hepatitis, Leberzirrhose, Alkoholfettleber)
- mechanischem Ikterus (Steine, Stenosen, Tumoren, Cholangitis)
- Hämolyse (durch Kalium chloricum, Anilin, Schlangengifte, Bakterientoxine)
- korpuskulären hämolytischen Anämien (Kugelzellanämie, Sichelzellanämie)
- **Zyanose (mangelnde Sauerstoffsättigung des Blutes), z. B. bei**
- venösen Stauungen (Herzinsuffizienz)
- Störungen des Lungengaswechsels (Tumoren, Lungenkrankheiten)
- Mischzyanosen (Herzfehler)
- **Pigmentmangel (helle Haut, helle weiße Haare), z. B. bei**
- Albinismus
- **Hyperpigmentierung (Bronzefärbung der Haut), z. B. bei**
- Morbus Addison

Hautveränderungen (Effloreszenzen)
- **Bläschen (Vesicula)**
- mit Flüssigkeit gefüllte Hohlräume
- **Dekubitus (Druckgeschwür)**
- Gewebsdefekt
- Wundliegen durch mangelhafte Gewebsernährung
- **Erosionen**
- Defekte in den oberen Epidermisschichten
- **Erythem**
- ausgedehnte Flecken durch Gefäßerweiterungen (entzündliche Rötung)
- **Ekzem**
- juckende, schubweise auftretende, flächenhaft entzündliche Erkrankung der Oberhaut und des Papillarkörpers
- **Hämatom (Bluterguß)**
- durch Blutaustritt in das Gewebe (blauer Fleck)
- **Narbe (Cicatrix)**
- bindegewebige Gewebsneubildung von harter Konsistenz
- nach größeren Substanzverlusten
- **Petechien**
- kleinste Hautblutungen (nadelstichartig)
- **Quaddel (Urtica)**
- entzündliche Reizödeme, die vom Gefäßsystem ausgehen
- **Schrunde (Rhagaden)**
- streifenförmige Kontinuitätstrennung der Haut
- am häufigsten an Übergangsstellen zwischen Haut und Schleimhaut (Nase, Lippe, Anus, Genitale)
- **Spider naevus (Sternnaevus)**
- sternförmige arterielle Gefäßerweiterung
- Leberhautzeichen (z. B. bei chronischer Hepatitis, Leberzirrhose)

- **Striae (Streifen)**
- blaurötliche bis gelblichweiße Streifen
- durch Schädigung der elastischen Fasern nach Erhöhung des Glukokortikoidspiegels
- **Ulkus (Geschwüre)**
- tiefe Gewebsdefekte (durch krankhaften Zerfall des Gewebes)
- **Verrucae (Warzen)**
- gutartige, infektiöse Neubildungen der Haut

Hautturgorveränderungen
- **Exsikkose (Dehydration, Austrocknung)**
- Haut erschlafft und in Falten abhebbar (Hautfalten bleiben längere Zeit stehen), z. B. bei
- alten Menschen (normal)
- Flüssigkeitsverlust (langanhaltendes Erbrechen, Durchfälle)
- Flüssigkeitsmangel bei Säuglingen mit Durstfieber
- **kardiale Ödeme (Stauungsödeme)**
- Herzinsuffizienz/Thrombose
- abends stärker als morgens
- Nykturie (vermehrte Urinausscheidung nachts)
- extrakapilläre Flüssigkeit fließt nur noch über Lymphgefäße ab
- lagebedingt (bevorzugt die unteren Extremitäten)
- Druck mit dem Finger hinterläßt eine Delle
- **renale Ödeme (hydrämisches Ödem)**
- abnorme Durchlässigkeit der Glomerulumschlingen (führt zur Proteinurie und Hypoproteinämie)
- mangelndes Wasserbindungsvermögen
- Gesichtsödem/Lidödem
- **hepatogenes Ödem**
- mangelnde Bildung der Plasmaproteine
- Plasmaalbuminmangel
- Abfall des kolloidosmotischen Druckes
- sekundärer Hyperaldosteronismus
- Pfortaderstauung
- Aszites (Wasseransammlung im Bauchraum)

- Ödeme der unteren Extremitäten (lagebedingt)
- **Lymphödeme**
- Lymphstauung, Entzündung
- Totalexstirpation regionaler Lymphknoten
- Elephantiasis (Verschluß des Ductus thoracicus)
- Ödeme im regionalen Einzugsgebiet
- **Ödeme durch Kapillarwandschädigung**
- erhöhte Durchlässigkeit der Kapillarwand durch Schädigungen
- Insektenstiche
- allergische Reaktionen
- **Myxödeme (endokrines Ödem)**
- verminderte Schilddrüsentätigkeit (Thyroxinmangel)
- Ödeme am ganzen Körper
- Druck mit dem Finger hinterläßt keine Delle
- **Hungerödeme** (erniedrigter onkotischer Druck)
- Eiweißmangel
- Ödeme nicht lagebedingt
- Aszites

Zungenveränderungen
- **belegte Zunge** (abgeschliffene Epithelien), z. B. bei Baucherkrankungen
- **trockene Zunge,** z. B. bei Mundatmung, Durst, Fieber, akuten Baucherkrankungen
- **lederne Zunge,** z. B. bei Urämie
- **glatte, lackierte Zunge,** z. B. bei Vitamin-B_{12}-Mangel
- **Himbeerzunge** (himbeerartig, rot, lackiert), z. B. bei Scharlach, Influenza
- **weiße, belegte Zunge** (wie geronnene Milch, Belag haftet fest an) bei Soorbefall der Mundschleimhaut

Nagelveränderungen
- **Farbveränderungen der Nägel**
- blasse Nägel bei Anämie
- bläuliche Nägel bei Zyanose
- weißfleckige Nägel, z. B. bei Eisenmangelanämie

- gelbliche Nägel, z. B. bei Psoriasis, Ikterus, Pilzerkrankungen
- bräunliche Nägel, z. B. bei Rauchern
- weiße Querstreifen, z. B. bei Arsen- und Thalliumvergiftungen
- blauschwarze Nägel bei Nagelbetthämatomen
- **Formveränderungen der Nägel**
- übermäßig gebogene Nägel (Uhrglasnägel, Trommelschlegelfinger), z. B. bei chronisch-kardiopulmonalen Erkrankungen, Schilddrüsenerkrankungen
- spröde brüchige Nägel, z. B. bei Eisenmangel, Hypothyreose, Hyperthyreose, Pilzerkrankungen
- Nagelverdickungen, z. B. bei Pilzerkrankungen
- Nagelquerrillen (gestörte Nagelproduktion), z. B. nach Infektionskrankheiten, Schockzuständen, Zytostatikatherapie
- abgekaute Nägel, z. B. bei Nervosität, psychischen Störungen
- **Entzündungen der Nägel und des Nagelbetts**
- Nagelwalleiterung mit Rötung, Schwellung, Hitze und Schmerz (Paromychie) nach Verletzungen
- Eiteransammlung unter dem Nagel (Panaritium subunguale) nach Fremdkörperverletzung oder Hämatominfektion

Haarveränderungen
- **Haarausfall**
- normale Erscheinung im Alter (Glatze)
- nach Antikoagulantien- oder Zytostatikatherapie
- nach Thalliumvergiftung
- nach Röntgenbestrahlung
- fleckförmiger Haarausfall, z. B. bei Mikrosporie, Ekzemen
- **Entzündungen des Haarbalges**
- Furunkel = umschriebene, schmerzhafte, akut-eitrige Entzündung eines Haarbalges und seiner Talgdrüse (Staphylokokkeninfektion)

- Karbunkel = mehrere dicht beieinanderstehende Furunkel (Nacken, Rücken, Gesicht)

tierische Parasiten
- Läuse (Kopflaus, Kleiderlaus, Filzlaus) verursachen bakterielle Entzündungen, Haarverfilzungen, blaue Flecken, Infektionskrankheiten
- Wanzen verursachen urtikarielle Reaktionen
- Flöhe verursachen stark juckende urtikarielle Reaktionen
- Milben verursachen starken Juckreiz mit Sekundärinfektionen

Durchführung

- **Beobachtung der Haut und Hautanhängsel bei**
- jeder Neuaufnahme eines Patienten
- jeder Körperpflege
- jedem Verbandwechsel
- jeder Umlagerung des Patienten

Beachte

1. **genaue und regelmäßige Kontrolle der Hautfarbe, des Hautspannungszustandes und der Hautbeschaffenheit (Druckstellen, Effloreszenzen)**
2. **jede Veränderung dokumentieren und evtl. dem Arzt mitteilen**

NOTIZEN

_____

_____

_____

_____

10
Puls

Definitionen

- **Puls (Arterienpuls)**
- Anstoß der vom Herzen kommenden Blutwelle an die Arterienwände

- **Pulsfrequenz**
- Anzahl der Pulsschläge pro Minute
- **Pulsrhythmus**
- Pulsschlagfolge (Zeitabstände)
- **Pulsqualität**
- Größe der Pulswelle (Füllung)
- Anstiegsgeschwindigkeit der einzelnen Pulswellen (Ablauf)
- Unterdrückbarkeit (Härte)
- Pulsamplitude (Differenz zwischen maximalem systolischem und minimalem diastolischem Pulsdruck)
- **Systole**
- Anspannungs- und Austreibungszeit des Herzens
- **Diastole**
- Erschlaffungs- und Auffüllzeit des Herzens
- **Herzschlagvolumen**
- Blutmenge, die das Herz bei jeder Systole auswirft (ca. 80 ml)
- **Herzminutenvolumen**
- Blutmenge, die das Herz in einer Minute auswirft (ca. 5–6 Liter)
- Herzfrequenz x Herzschlagvolumen = Herzminutenvolumen
- **Tachykardie**
- Pulsfrequenz über 100
- **Bradykardie**
- Pulsfrequenz unter 55
- **Arrhythmie**
- unregelmäßige Pulsschlagfolge
- **Extrasystole**
- vorzeitig einfallender Sonderschlag
- **Extrasystolie**
- gehäuftes Auftreten von Extrasystolen (Arrhythmie)

Zweck der Beobachtung

- Feststellung von Pulsfrequenz, Pulsrhythmus, Pulsqualität (Tachykardie, Bradykardie, Pulsdefizit, Arrhythmie, Extrasystolen)

Physiologische Vorbemerkungen

Automatie des Herzens
- **Sinusknoten (Schrittmacher)**
- liegt im rechten Herzvorhof
- 70–80 Erregungen pro Minute (Sinusrhythmus)
- Sinuserregung führt zur Vorhofsystole
- **Atrio-Ventrikularknoten (AV-Knoten)**
- liegt zwischen rechtem Herzvorhof und rechter Herzkammer
- leitet die Sinuserregungen in die Kammer weiter
- bildet bei Ausfall des Sinusknotens ca. 50 Erregungen pro Minute (AV-Rhythmus)
- AV-Erregung führt zur Kammersystole'
- **His'sches Bündel (Tawara-Schenkel) und Purkinjensche Fasern**
- leiten die Erregung in die Kammermuskulatur (Kammersystole)
- bilden bei Ausfall des Sinusknotens und AV-Knotens ca. 25–40 Erregungen (Kammereigenrhythmus)

- **Pulsfrequenz (Normalwerte in Ruhe)**

- erwachsene Männer   ca. **62-70/min**
- erwachsene Frauen   ca. **75/min**
- alte Menschen   ca. **80-85/min**

- **physiologische Pulsbeschleunigung (Tachykardie), z. B. bei**
- Anstrengung
- Erregung
- Wut
- Angst
- Coffeinzufuhr
- Alkoholzufuhr
- **physiologische Pulsverlangsamung (Bradykardie), z. B. bei**
- Hochleistungssportlern (erhöhtes Herzschlagvolumen)
- Schlaf
- Hungerzustand
- **Pulsrhythmus**
- regelmäßige Pulsschlagfolge/Herzschlagfolge

- gleichmäßige Zeitabstände
- **Pulsqualität**
- normaler Füllungszustand der Arterien
- Pulswellen lassen sich normal unterdrücken

Pathophysiologie

- **pathologische Pulsbeschleunigung (Tachykardie), z. B. bei**
- Hyperthyreose
- Fieber (Pulsfrequenzanstieg um ca. 8 Pulsschläge/Minute je 1 Grad C Körpertemperaturanstieg)
- Anämie
- Blutverlust
- Schock
- Herzinsuffizienz (Herzmuskelschwäche, Herzklappenfehler, entzündliche Herzerkrankungen)
- endogenen Intoxikationen
- exogenen Intoxikationen
- vegetativer Dystonie
- Sympathikusreizung
- Vaguslähmung
- Medikamenten (Atropin, Adrenalin, Noradrenalin)
- **anfallsweise auftretende Pulsbeschleunigung (140–180 Pulsschläge pro Minute) Paroxysmale supraventrikuläre Tachykardie z. B. bei**
- Vaguslähmung
- Sympathikusreizung
- Hyperthyreose (Basedow)
- Klimakterium (Hitzewellen)
- Infektionskrankheiten
- vegetativer Dystonie
- **pathologische Pulsverlangsamung (Bradykardie), z. B. bei**
- erhöhtem Hirndruck (Hirntumor, Hirnblutung, Hirnödem)
- Hypothyreose
- Aortenklappenstenose
- Pulmonalklappenstenose
- Reizleitungsstörungen
- Herzblock
- Erbrechen
- Vagusreizung
- Sympathikuslähmung

- Medikamenten (Hypnotika, Narkotika, Sedativa, Digitalis)
- **relative Bradykardie (Pulsfrequenz steigt nicht mit der Körpertemperatur)**
- bei Typhus abdominalis
- **Pulsdefizit**
- Differenz zwischen Herzschlägen und Pulsschlägen
- bei mangelhafter Kammersystole
- **Herzblock**
- Unterbrechung der Reizleitung im Herzen
- unkoordinierte Kammer- und Vorhofsystolen
- Bradykardie
- **Sinusarrhythmie**
- unregelmäßige Reizbildung im Sinusknoten
- z. B. bei Myokarditis
- **respiratorische Arrhythmie**
- Pulsbeschleunigung während der Einatmungsphase
- z. B. bei Jugendlichen, Nervösen (ohne Bedeutung)
- **extrasystolische Arrhythmie**
- Sonderschläge bei sonst rhythmischem Puls, z. B. bei
- Jugendlichen
- Nervösen
- Nikotinmißbrauch
- Herzmuskelschaden
- Koronarsklerose
- Digitalisüberdosierung
- **absolute Arrhythmie** (Tachyarrhythmia absoluta)
- vollständig unregelmäßige Schlagfolge, z. B. bei
- Vorhofflattern
- Vorhofflimmern
- Myokardschaden
- **Bigeminie** (Zwillingspuls)
- jeder Systole folgt eine Extrasystole, z. B. bei
- Digitalisüberdosierung
- **Polygeminie**
- jeder Systole folgen mehrere, aber nicht immer gleich viele Extrasystolen

**pathologische Pulsqualitäts-
veränderungen**
- **Pulsus parvus**
- Puls klein, schnell, weich, fadenförmig
- z. B. bei Schock, Kollaps, kardialer
  Dekompensation, konstitutioneller
  Hypertonie, Mitralstenose,
  Aortenklappenstenose
- **Pulsus durus**
- Puls läßt sich schwer unterdrücken
- z. B. bei Hypertonie, chronischer
  Nephritis
- **Pulsus mollis**
- Puls läßt sich sehr leicht unterdrücken
- z. B. bei Schock, Kollaps, hypertonen
  Kreislaufregulationsstörungen,
  Nebennereninsuffizienz
- **Pulsus celer**
- schneller Puls, steil ansteigende
  Pulswellen
- z. B. bei Aortenklappeninsuffizienz
- **Pulsus tardus**
- langsames Ansteigen der einzelnen
  Pulswellen
- z. B. bei Aortenklappenstenose,
  Gefäßstenosen (distal)
- **Druckpuls**
- verlangsamter, gut gefüllter Puls bei
  Hirndruckerhöhung
- z. B. bei Hirntumor, Hirnblutung,
  Hirnödem

Allgemeine Vorbemerkungen

- **geeignete Arterien zur Pulskontrolle**
- Speichenarterie (A. radialis)
- Schläfenarterie (A. temporalis)
- Halsarterie (A. carotis)
- Leistenarterie (A. femoralis)
- Kniekehlenarterie (A. poplitea)
- Fußrückenarterie (A. dorsalis pedis)
- **erste Pulskontrolle immer rechts
  und links vornehmen** (fehlende oder
  abgeschwächte Pulsation auf einer
  Seite sprechen für eine Anomalie des
  Gefäßverlaufes, eine Arterienstenose
  oder einen Arterienverschluß)
- bei hoher Pulsfrequenz, Herzfrequenz
  mit dem Stethoskop ermitteln

- bei fadenförmigem Puls erfolgt Fre-
  quenzfeststellung an der A. carotis
- Pulskontrollen immer unter gleichen
  Bedingungen (liegender Patient, vor
  der Nahrungsaufnahme)
- Besuch, Untersuchungen, Visiten
  führen zur Tachykardie

Material

- Pulsuhr (15 Sekunden oder
  60 Sekunden) oder
  Uhr mit Sekundenzeiger
- **zur Feststellung des Pulsdefizites**
- Stoppuhr
- Stethoskop

Durchführung

- mit Zeige-, Mittel- und Ringfinger die
  pulsierende Arterie aufsuchen
  (Daumen vermittelt Eigenpulsation)
- Frequenz, Qualität und Rhythmus
  ermitteln
- zur Qualitätsbeurteilung Arterie proximal komprimieren und distal die
  Pulsation beachten
- Pulsschläge eine Viertelminute zählen
  (mit 0 beginnen) und mit vier multi-
  plizieren = Pulsfrequenz
- jeden unregelmäßigen Puls eine
  Minute auszählen
- jeden bradykarden Puls eine Minute
  auszählen
- zur Feststellung des Pulsdefizites zählt
  eine Person mit dem Stethoskop die
  Anzahl der Herzschläge und eine
  zweite Person zur gleichen Zeit die
  peripheren Pulsschläge
- Dokumentation (Puls wird rot in die
  Kurve eingetragen)
- **instrumentelle Überwachung der
  peripheren Herzfrequenz durch**
- fotoelektrische Abnehmer (Reflex- und
  Durchlichtabnehmer)
- Anbringung des Abnehmers an Ohrläppchen, Stirn, Finger- oder Zehen-
  endglied

- **instrumentelle Überwachung der zentralen Herzfrequenz durch**
- elektronischen Abgriff der R-Zacke des EKGs
- Anbringung von zwei Elektroden in der elektrischen Herzachse (rechts parasternal in Höhe des 2. und 3. ICR und in der vorderen Mamillarlinie im 5. bis 6. ICR)
- Möglichkeit der schriftlichen Aufzeichnung und der optischen und akustischen Darstellung
- Grenzwertwarnsystem (optisch und akustisch) bei Über- und Unterschreiten eingestellter Frequenzgrenzwerte

Beachte

1. **jede Veränderung dem Arzt mitteilen und dokumentieren**
2. **angeordnete, kurzfristige Pulskontrollen genau einhalten und sofort dokumentieren**
3. **bei Pulsanomalien beruhigend auf den Patienten einwirken**
4. **regelmäßige manuelle Pulskontrollen während der instrumentellen Überwachung**
5. **konstante Pulsfrequenz bei Herzschrittmacher-Patienten (jeder Frequenzabfall muß dem Arzt gemeldet werden)**

NOTIZEN

_____
_____
_____
_____

11
Schlaf

- periodisch wiederkehrender Ruhezustand zur Aufrechterhaltung der Funktionsfähigkeit der Organsysteme
- **Veränderungen im Schlaf**
- Steuerung erfolgt durch das Schlaf-Wach-Zentrum im Zwischenhirn

- Bradykardie
- Hypotonie
- Bradypnoe
- Absinken der Körpertemperatur
- reduzierter Muskeltonus (glatte Muskulatur)
- Erschlaffen der Skelettmuskulatur (quergestreifte Muskulatur)
- reduzierte Drüsensekretion (Verdauungsdrüsen, Tränendrüsen)
- reduzierter Stoffwechsel
- leicht vermehrte Schweißsekretion
- Einengung des Bewußtseins
- Einschränkung der Reizaufnahme
- **monophasischer Schlaftyp**
- schnelles Einschlafen
- Tiefschlaf in der ersten Schlafhälfte
- geringer Tiefschlaf in der zweiten Schlafhälfte
- Frühaufsteher
- morgendliches Leistungshoch
- abends müde
- **biphasischer Schlaftyp**
- schwerfälliges Einschlafen
- geringer Tiefschlaf in der ersten Schlafhälfte
- Tiefschlaf in der zweiten Schlafhälfte
- Langschläfer
- Leistungshoch am Nachmittag
- abends aktiv
- **Schlafbedarf**
- Erwachsene   ca. 7–8 Std.
- alte Menschen   ca. 6–8 Std.

NOTIZEN

_____
_____
_____

- **Einschlafstörungen, z. B. durch**
- ausgedehnte mittägliche Bettruhe
- ungewohnte Schlafzeit (zu früh)
- ungewohnter Schlafraum (fremdes Bett, fremde Umgebung, zu hohe Raumtemperatur)

- ungewohnte Sinnesreize (Lärm, Helligkeit, unruhige Umgebung)
- Genuß von Kaffee, Tee, Coca-Cola
- Einnahme von Weckmitteln
- ungewohnte Lage (Schienenlagerung, Extension)
- schlechte Lagerung
- Reizüberflutung am Tag
- ungelöste Probleme (Angst, Sorgen)
- Neurosen, Psychosen, Depressionen
- Schmerzen
- Juckreiz
- Husten
- Fieber
- Atemnot
- Zerebralsklerose
- **Durchschlafstörungen (zwischenzeitliches Erwachen), z. B. durch**
- Lärm (unruhige Umgebung – Mitpatienten, Nachtschwester)
- Schmerzen (Juckreiz)
- ungewohnte Lage (kein Lagewechsel möglich)
- Nykturie (Herzinsuffizienz, Infusionen)
- Übelkeit
- Atemnot (Husten)
- Fieber
- Depressionen
- Zerebralsklerose (alte Patienten)
- Hyperthyreose
- **abnorm lang anhaltender Schlaf**
- z. B. bei Schädel-Hirn-Traumen, Epilepsie, Gehirngeschwülsten, Schlafmittelmißbrauch

NOTIZEN

_____

_____

_____

_____

12
Schmerz

Definitionen

- **Schmerz**
- eine subjektive Empfindung bei innerer oder äußerer Schädigung des Körpers (z. B. durch Druck, Schnitt, Zerrung, Quetschung, Hitze, Entzündung, Ischämie)
- **viszeraler Schmerz (subkortikaler Schmerz)**
- diffuser, von den Eingeweiden ausgehender Schmerz (dumpf, bohrend)
- **somatischer Schmerz (kortikaler Schmerz)**
- genau lokalisierbarer, von der Körperoberfläche ausgehender Schmerz (schneidend, brennend)
- **übertragener Schmerz (Head-Zone)**
- auf die Haut übertragener Schmerz (übermäßige Berührungs- und Schmerzempfindlichkeit) bei Erkrankungen innerer Organe
- **Koliken**
- wellenförmige, krampfartige, diffuse Schmerzen durch spastische Kontraktionen der glatten Muskulatur eines Hohlorganes bei Abflußbehinderungen (unterbrochen durch fast schmerzfreie Intervalle)
- **Neuralgien (Nervenschmerzen)**
- anfallsweise auftretende (blitzartig, bohrend, reißend, ziehend und brennend) Schmerzen im Ausbreitungsgebiet eines Nerven ohne nachweisbare krankhafte Veränderungen
- völlige Schmerzfreiheit zwischen den Anfällen möglich
- **Phantomschmerz (Scheinschmerz)**
- schmerzhaftes Gefühl in nicht mehr vorhandenen Extremitäten (nach Amputationen)

Vorbemerkungen

- Schmerzreize werden durch Erregung der Schmerzrezeptoren und/oder krankhafte Veränderungen sensibler Nervenfasern ausgelöst
- Schmerzen innerer Organe werden durch marklose, langsam leitende Fasern zum Subkortex geleitet (subkortikaler Schmerz, viszeraler Schmerz, diffuser Schmerz)
- Schmerzen der Körperoberfläche werden durch dünne, markhaltige, schnell leitende Fasern über den Thalamus zum Kortex geleitet (kortikaler Schmerz, somatischer Schmerz, lokalisierbarer Schmerz)
- der Übergang vom viszeralen zum somatischen Schmerz ist immer ein Alarmzeichen (Übergreifen des Krankheitsprozesses eines inneren Organes auf das Peritoneum – Perforation)
- bei starker Schmerzeinwirkung auf die Körperoberfläche tritt ein „heller" kurzer Erstschmerz auf (führt vorwiegend zum Fluchtreflex), der in einen „dumpfen" längeren Zweitschmerz übergeht (führt zur Schonhaltung)

Beobachtungen

- **subjektive Schmerzempfindungen sind abhängig von, z. B.**
- Schmerzschwelle
- Erziehung
- Geschlecht
- Einstellung zur Krankheit (Angst – Hoffnung)
- Selbstbeherrschung
- Ablenkung (Nachtschmerz – wird stärker als Tagschmerz empfunden)
- Verdrängung (durch psychische Erregung, z. B. nach Unfall)
- Allgemeinzustand
- Dauer und Häufigkeit der Schmerzen
- Beachtung durch andere (Mitpatienten, Angehörige, Pflegepersonen, Arzt)
- **Schmerzäußerungen, z. B.**
- jammern, stöhnen, weinen, schreien

- stilles geduldiges Ertragen
- Unruhe
- ängstlicher, gespannter Gesichtsausdruck (zusammengebissene Zähne)
- Schonhaltung (z. B. ungewöhnliche Lage)
- Griff nach der Schmerzstelle
- Schweißausbruch
- Brechreiz, Erbrechen
- Tachykardie (evtl. Kollaps – bei plötzlichen starken Schmerzen)
- Persönlichkeitsveränderungen (bei starken chronischen Schmerzen)
- **Schmerzarten, z. B.**
- ausstrahlend, bohrend, brennend, beklemmend, dumpf, drückend, klopfend, kolikartig, krampfartig, reißend, schneidend, stechend, ziehend
- **Schmerzdauer, z. B.**
- Dauerschmerz
- kurzzeitiger Schmerz
- periodischer Schmerz
- **Schmerzzeitpunkte, z. B.**
- Nüchternschmerz
- Schmerzen nach Nahrungsaufnahme
- Nachtschmerz
- jahreszeitabhängige Schmerzen
- witterungsabhängige Schmerzen
- Schmerzen nach Aufregung
- Schmerzen nach Belastung
- Schmerzen nach Lagewechsel oder Bewegung
- Schmerzen während der Einatmung
- Schmerzen nach Verbänden
- **Schmerzaustrahlungen, z. B.**
- Kopfschmerzen mit Ausstrahlung in den Rücken und Nackensteifigkeit, z. B. bei Meningitis, Enzephalitis, Meningoenzephalitis
- Augenschmerzen mit Ausstrahlungen in Stirn, Schläfe, Oberkiefer, Hinterkopf, z. B. beim akuten Glaukomanfall
- Nackenschmerzen mit Ausstrahlung in den Schulter-Arm-Bereich, z. B. beim Zervikalsyndrom, bei Spondylose der HWS

- Brustschmerzen (retrosternal) mit Ausstrahlung in die linke obere Extremität und den Oberbauch, z. B. bei Myokardinfarkt, Angina pectoris
- Brustschmerzen (einseitig, atemabhängig) mit Ausstrahlung in den Schulter-Arm-Bereich der betreffenden Seite, z. B. bei Pleuritis sicca, Spannungspneumothorax
- Oberbauchschmerzen mit Ausstrahlung zum Sternum (meist links), z. B. bei Hiatushernien
- Oberbauchschmerzen mit Ausstrahlung in die linke Schulter und den Rücken, z. B. bei Pankreatitis, Magenulkus, Magenperforation, subphrenischem Abszeß
- Oberbauchschmerzen mit Ausstrahlung in rechte Schulter, rechtes Schulterblatt und zwischen die Schulterblätter, z. B. Gallenkolik, Cholezystitis, Perforation eines Duodenalgeschwüres
- Rückenschmerzen (kostovertebraler Winkel) mit Ausstrahlung in das äußere Genitale, z. B. bei Nieren- und Harnleiterkoliken
- Lendenschmerzen mit Ausstrahlung in die Beine und Zehen, z. B. bei Bandscheibenveränderungen (Lumbago)

NOTIZEN

13
Schweiß

Definitionen

- **Schweiß (Sudor)**
- aus den Schweißdrüsen der Haut ausgeschiedene Flüssigkeit
- **Transpiration (Diaphorese)**
- Schwitzen, Ausdünstung, Schweißsekretion

- **Perspiratio insensibilis**
- unmerkliche Flüssigkeitsabsonderung (Haut, Lunge)
- **Perspiratio sensibilis**
- merkliche Schweißabsonderung (Schwitzen)
- **Anhidrosis**
- fehlende Schweißabsonderung
- **Hyphidrosis**
- verminderte Schweißabsonderung
- **Hyperhidrosis**
- vermehrte Schweißabsonderung

Physiologische Vorbemerkungen

- **ekkrine Schweißdrüsen**
- mit eigenem Ausführungsgang
- befinden sich überall in der tiefen Lederhaut
- produzieren saures Sekret
- **apokrine Schweißdrüsen**
- im Bereich der Achselhöhlen und Schamgegend
- Ausführungsgänge münden in den Haarkanal
- produzieren alkalische, geschlechts- und rassenspezifische Duftstoffe
- **vermehrte Schweißdrüsenansammlungen**
- Fußsohlen, Handinnenflächen, Achselhöhlen, Stirn
- **Steuerung der Schweißproduktion**
- Exkretionsfunktion der Schweißdrüsen wird gesteuert durch das vegetative Nervensystem (Sympathikus)
- vermehrte Schweißproduktion aller Schweißdrüsen zur Wärmeregulation
- vermehrte Schweißproduktion (Angstschweiß) bei Angst und Aufregung (mehr beschränkt auf die Schweißdrüsen der Stirn und Handinnenflächen)
- **Schweißzusammensetzung**
- Wasser, Kochsalz, Kalium, stickstoffhaltige Substanzen, flüchtige Fettsäuren
- **Schweißabsonderung**
- bei normaler Außentemperatur ca. 500 ml/24 Std.

Pathophysiologie

- **fehlende Schweißproduktion**
- durch angeborenes Fehlen der Schweißdrüsen
- durch pränatale Schweißdrüsenzerstörung (Verbrennungen, Drucknekrosen)
- führt zur Wärmestauung
- **verminderte Schweißproduktion**
- bei sehr hoher Luftfeuchtigkeit
- nach Atropinapplikation
- führt zur Wärmestauung (Hitzschlag)
- **vermehrte warme Schweißproduktion (großperlig)**
- z. B. bei Fieberabfall, hoher Außentemperatur, starker körperlicher Belastung, Fettleibigkeit, Nervosität, Schilddrüsenüberfunktion, Fehlregulationen des Zentralnervensystems, physikalischer Wärmezufuhr (Schwitzpackungen)
- z. B. durch Medikamente (Nikotinsäure, Salicylsäure, Cortison)
- führt bei langanhaltender Transpiration zum Kochsalzverlust
- **kalter, klebriger, kleinperliger Schweiß**
- z. B. bei Schock, vegetativen Störungen, Erbrechen
- **fettiger Schweiß**
- durch vermehrte Talgsekretion (Seborrhoe)
- **Nachtschweiß**
- vermehrte nächtliche Schweißabsonderung bei Tuberkulose, Hyperthyreose, Nierenfunktionsstörungen
- **einseitige übermäßige Schweißproduktion (Hemihyperhidrosis)**
- nur eine Gesichtshälfte oder eine ganze Körperhälfte betreffend
- physiologisch nach Genuß von sauren Speisen oder Senf
- pathologisch, z. B. bei Hemiplegie, Affektionen des Halssympathikus, Tabes dorsalis, Enzephalitis, Zwischenhirntumoren

- **unangenehmer Schweißgeruch (Bromhidrose)**
- durch bakterielle Zersetzung (mangelhafte Körperpflege, seltenes Wechseln der Strümpfe)
- häufig bei Fettsüchtigen (Achselschweiß, Dammschweiß, Fußschweiß)
- führt häufig zur Intertrigo
- **säuerlicher Schweißgeruch**
- bei Tuberkulose
- **urinöser Schweißgeruch**
- bei Urämie
- **azetonämischer Schweißgeruch**
- beim Koma diabetikum
- **Schweißfriesel (Miliaria)**
- kleine, weißliche oder rötliche Knoten, infolge eines Verschlusses der Schweißdrüsenausführungsgänge
- durch hohe Luftfeuchtigkeit und Wärme
- z. B. durch Sonnenbestrahlung, Fieber, Heftpflasterverbände

Pflegerische Maßnahmen

- Patienten vor Zugluft schützen
- gute Körperpflege
- Waschen mit Wasser und Seife
- Benutzung von Pudern und Desodorantien mit antiseptischen Stoffen
- häufiger Wechsel der Kleidung und Bettwäsche
- ausreichende Flüssigkeitszufuhr
- Dekubitusprophylaxe

NOTIZEN

_____

_____

_____

_____

14
Sputum

Definitionen

- **Sputum (Auswurf, Expektoration)**
- Sekrete und Absonderungen des

gesamten Respirationstraktes (einschließlich Mund und Nasenhöhlen)
- **Choanensputum**
- Pharynx- und Nasenhöhlensekrete, die durch den Mund ausgeworfen werden
- **Husten (Tussis)**
- Husten entsteht durch Reizung der Atemwege
- nur die Pleura parietalis ist tussogen

Zweck der Beobachtung

- Feststellung von Sputumbeschaffenheit und Hustenarten (Menge, Konsistenz, Farbe und Geruch des Sputums und Häufigkeit, Zeitpunkt und Art der Expektoration)

Physiologische Vorbemerkungen

- die normale Schleimproduktion der Atemwege wird nicht expektoriert
- die Atemwege werden gereinigt durch forcierten Exspirationsstoß

Pathophysiologie

Husten
- **Pertussis (Keuchhusten)**
- stakkatoartige Hustenstöße
- inspiratorischer Stridor (Laryngospasmus)
- Hustenanfälle nachts häufiger als tags
- Dyspnoe und Zyanose
- bis 50 Hustenanfälle in 24 Stunden
- **Tussis nervosa und Tussis hysterica (nervöser, hysterischer Husten)**
- heftiger, trockener, rauher, bellender Husten
- **trockener Husten (Husten ohne Auswurf), z. B. bei**
- Kehlkopferkrankungen
- akuter Bronchitis
- Bronchialkarzinom
- beginnender Tuberkulose
- Nikotinabusus
- Fremdkörperaspiration
- Tracheitis

- Lungeninfarkt
- Pleuritis
- Pneumonien
- akuter Linksherzinsuffizienz
- **produktiver Husten (Husten mit Auswurf), z. B. bei**
- chronischer Bronchitis
- Tuberkulose
- Keuchhusten
- chronischer Lungenstauung
- Bronchiektasen
- Emphysembronchitis
- chronischer Pneumonie
- Lobärpneumonie
- Lungenabszeß
- zystischen Lungenerkrankungen
- Lungentumoren

Sputum
- **rein schleimiges Sputum**
- bei Bronchitis, Erkältungsinfekten
- **rein eitriges Sputum**
- bei Durchbruch von Abszessen der Lunge oder benachbarter Organe, Durchbruch von Empyemen in die Bronchien
- **seröses, ganz dünnflüssiges, stark schaumiges Sputum**
- beim Lungenödem
- **glasig fadenziehendes Sputum**
- bei Asthma bronchiale
- **zäh schleimiges Sputum**
- bei Pertussis
- **schleimig-eitriges Sputum**
- bei diffuser Bronchitis, chronisch eitriger Bronchitis und bei Bronchiektasen mit morgendlicher maulvoller Expektoration (Sputum setzt sich bei genügender Luftdurchmischung oft in drei Schichten im Spitzglas ab)

- **blutiges Sputum (Hämoptoe, Hämoptysis, Bluthusten)**
- bei Ulzerationen im Bereich der Respirationsorgane, Tuberkulose, Lungeninfarkt, Bronchuskarzinom, Lungenabszeß, Mitralklappenstenose, Fremdkörpern in den Bronchien, hämorrhagischen Diathesen (Antikoagulantientherapie)

- **gelbrot bis rostbraun gefärbtes Sputum**
- bei Pneumonie, hämorrhagischem Infarkt, Lungenkarzinom
- **blutig-seröses, zwetschgenbrühartiges Sputum**
- bei kroupöser Pneumonie
- **blutig gefärbter fötider Rachenschleim**
- bei chronischen Mandel- und Rachenentzündungen
- **blutig gefärbter Speichel**
- bei Zahnfleischblutungen
- **übelriechendes Sputum**
- bei Lungenabszeß, Lungengangrän

Sputumuntersuchungen

- Nachweis von Granulozytenvermehrung, Eosinophilenvermehrung, elastischen Fasern, Charcot-Leydenschen Kristallen, Curschmann Spiralen, Herzfehlerzellen, Pilzen und anderen Krankheiterregern (Resistenzbestimmung), Tumorzellen

Material

- Zellstoff
- Sputumbecher, Nierenschale
- Meßbecher
- Desinfektionsmittel
- für Laboruntersuchungen werden Petrischälchen (steril) benötigt

Vorbereitung

- Hilfeleistung beim Aushusten (siehe Kap. B 1.9)

Durchführung

- Sputum auffangen, beurteilen, messen
- **zur Sputumdiagnostik**
- Sputum im trockenen sterilen Petrischälchen auffangen
- kein Desinfektionsmittel benutzen
- morgendlicher Auswurf zur Untersuchung am günstigsten
- Sputum zur Resistenzbestimmung vor der ersten Antibiotikagabe auffangen

- eventuelle Infektionsgefahr beachten (Händedesinfektion)
- Sputum zur Zytodiagnostik muß innerhalb von Minuten im Labor zur Fixierung vorliegen
- u. U. ist Magensaft zum Nachweis von Tuberkelerregern erforderlich (Schlucken von Sputum)

Pflegerische Nacharbeiten

- Sputum- und Sputumbecherdesinfektion
- Händedesinfektion
- Dokumentation der Sputummenge und Sputumbeschaffenheit

Beachte

1. **Menge, Konsistenz, Farbe und Geruch des Sputums**
2. **Häufigkeit, Zeitpunkt und Art der Expektoration**
3. **Infektionsprophylaxe**

NOTIZEN

_____

_____

_____

_____

15
Stuhl

Definitionen

- **Faeces**
- Stuhl, Kot, Exkrement
- **Defäkation**
- Darmentleerung
- **Diarrhoe**
- häufige dünnflüssige Darmentleerung (Durchfall)
- **Obstipation**
- verzögerte, seltene Darmentleerung (Verstopfung)

- **Tenesmus**
- schmerzhafte Darmentleerung, schmerzhafter Stuhldrang
- **Meteorismus**
- Gasansammlung im Darm oder in der freien Bauchhöhle (Blähsucht)
- **Flatus**
- Wind, Blähung
- **Incontinentia alvi**
- unfreiwilliger Abgang von Stuhl

Zweck der Beobachtung

- Feststellung von Defäkations-, Konsistenz-, Farb-, Geruchsverände- rungen und pathologischen Beimen- gungen

Physiologische Vorbemerkungen

- **Darmentleerung (Defäkation)**
- abhängig von Nahrungsaufnahme und Nahrungszusammensetzung
- ca. 8–12 Std. nach Nahrungsaufnahme
- ein bis zwei Darmentleerungen täglich
- **Stuhlzusammensetzung**
- unverdauliche Nahrungsbestandteile (z. B. Zellulose, Pektin)
- Verdauungssäfte (z. B. Fermentreste, Schleim, Gallenfarbstoffe)
- abgestoßene Schleimhautepithelien
- Leukozyten
- Mineralstoffe (z. B. Blei, Eisen, Kupfer, Magnesium, Phosphorsäure, Queck- silber)
- Kolibakterien
- Wasser (ca. 70–80 %)
- **Stuhlmenge**
- abhängig von Nahrungsaufnahme und Nahrungszusammensetzung (ca. 100–300 Gramm/täglich)
- geringe Stuhlmengen bei eiweiß- reicher Kost (Fleisch)
- große Stuhlmengen bei kohlenhydrat- reicher Kost (Zellulose)
- Stuhlmengen über 300 Gramm/täglich bei Malabsorption

- **Stuhlkonsistenz**
- abhängig von der Nahrungsbeschaf- fenheit
- fester Stuhl bei vorwiegender Fleischnahrung und Milchdiät
- weicher, dickbreiiger Stuhl bei vor- wiegender kohlenhydratreicher Ernäh- rung (Brot, Kartoffeln, Gemüse)
- **Stuhlfarbe**
- abhängig von der Nahrungsbeschaffen- heit und evtl. Medikamenteneinnahme
- dunkelbraun (normal) durch Sterkobilinausscheidung
- braunschwarz durch Fleisch, Rotwein, Tierkohle, Spinat, Blaubeeren
- schwarz durch schwefeleisen- und schwefelwismuthhaltige Medikamente
- grünbraun durch chlorophyllreiche Kost, Quecksilberpräparate
- rotbraun durch Rote Beete
- gelbbraun durch Eier, überwiegend stärkereiche Kost (Brot, Kartoffeln, Nudeln)
- gelbweiß durch ausschließliche Milch- diät
- weiß durch Kontrastmittelbrei
- **Stuhlgeruch**
- abhängig von der Nahrungszusam- mensetzung und der Verweildauer im Verdauungstrakt
- normal nicht besonders übelriechend
- **Darmgase**
- abhängig von Gärungs- und Fäulnis- vorgängen im Darm
- z. B. Stickstoff, Kohlensäure, Methan, Wasserstoff, Schwefel, Indol, Skatol, Kresol, Phenol

Pathophysiologie

Entleerungsstörungen (Defäkationsstörungen)
- **akute Durchfälle (Diarrhöen),** z. B. durch
- bakterielle Lebensmittelvergiftungen (Staphylokokken, Salmonellen)
- enterale Darminfektionen (Gastroenteri- tis, Typhus, Paratyphus, Ruhr)

* virale Darminfektionen (Coxsackieviren, Echoviren)
* Alkoholabusus
* Allergien
* vegetative Darmstörungen (Reizkolon)
* Diätfehler
* **chronische Durchfälle (Diarrhöen),** z. B. durch
* gastrale Ursachen (Vagotomie, Achylie, Gastrektomie)
* intestinale Ursachen (Colitis ulcerosa, Divertikulitis, Verschlußikterus, Proktitis, Darmtuberkulose, parasitäre Infektionen, nach antibiotischer Behandlung, nach Röntgenbestrahlung)
* Malabsorption (Sprue, Divertikulose, Dünndarmresektion, Tumoren)
* metabolische Ursachen (Thyreotoxikose, Disaccharidasemangel, Morbus Addison)
* **Durchfallsymptome**
* wässeriger, übelriechender, heller Stuhl
* häufige Defäkation (bis 30 Darmentleerungen in 24 Std.)
* krampfartige Darmentleerungen (evtl. schmerzhaft)
* Austrocknung (Exsikkose)
* verminderte Urinausscheidung (Oligurie)
* evtl. Fieber
* belegte Zunge
* Durstgefühl
* Appetitlosigkeit
* Abmagerung
* **akute Verstopfung (Obstipation),** z. B. durch
* Darmverschluß (mechanischer Ileus, paralytischer Ileus)
* **chronische Verstopfung (Obstipation),** z. B. durch
* Tumoren
* chronische Enteritis
* Strikturen
* Hämorrhoiden
* Analfissuren
* Peristaltikstörungen (Ballaststoffmangel, Laxantien-Abusus, mangelnde Bewegung)

* Medikamente (Opiate, Anticholinergika)
* Querschnittslähmung
* **Verstopfungssymptome**
* harter, trockener, dunkler Stuhl
* seltene Defäkation (eine Darmentleerung in 2–4 Tagen)
* Völlegefühl
* Appetitlosigkeit
* Unwohlsein

pathologische Formveränderungen Konsistenzveränderungen)
* **dünnflüssig, breiig, wäßrig** bei Diarrhoe
* **dünnflüssig, breiig, schaumig** bei Gärungsdyspepsie
* **erbsenbreiähnlich** bei Typhus
* **reiswasserähnlich** bei Cholera
* **fest, hart, knorrig, bröckelig, knotig** bei Obstipation
* **bleistiftförmig, bandartig** bei Tumoren, Stenosen und Strikturen im Enddarm
* **salbenförmig, voluminös** bei Fettresorptionsstörungen (Salbenstuhl, Fettstuhl, Stearrhoe)

pathologische Farbveränderungen
* **grau, lehmfarben** (acholischer Stuhl) bei Behinderung des Galleabflusses (z. B. bei akuter Hepatitis, mechanischem Ikterus)
* **gelb, hellbraun** bei Diarrhoe
* **rotbraun marmoriert** bei Blutungen im unteren Dickdarmbereich
* **rotbraun** bei Blutungen im oberen Dickdarmbereich (z. B. bei Colitis ulcerosa, Dysenterie)
* **rote, hellblutige Stuhlauflage** bei Blutungen im Enddarm (z. B. bei Hämorrhoiden, Fissuren, Tumoren im Kolon, Rektum oder Analbereich)
* **schwarzer Stuhl (Melaena, Teerstuhl)** bei Blutungen im oberen Verdauungstrakt (z. B. bei Ösophagusvarizen, Magengeschwüren, Zwölffingerdarmgeschwüren, Magenkarzinom)

pathologische Geruchsveränderungen
* **faulig, jauchig** bei Fäulnisdyspepsie (Fäulnisstuhl)

- **penetrant, faulig** bei Rektumkarzinom
- **stechend säuerlich** bei Gärungsdyspepsie (Gärungsstuhl)

pathologische Beimengungen

- **Schleimbeimengungen,** z.B.bei Darm-
katarrh, Colitis ulcerosa
- **Eiterbeimengung** bei allen geschwü-
rigen Prozessen des Dickdarms
(z. B. Dysenterie, perforiertem peri-
typhlitischem- oder periproktitischem
Abszeß)
- **Blutbeimengung,** z. B. bei Hämorrhoiden, Tumoren im Kolon, Rektum
oder Analbereich
- **unverdaute Speisereste,** z. B. bei
Diarrhoe
- **Eingeweidewürmer,** z. B.
- Madenwürmer (Oxyuren) = 2–10 mm
lang, fadenförmig, verursachen Juckreiz
in der Analgegend
- Spulwürmer (Askariden) = 15–25 cm
lang und bleistiftdick
- Rinderbandwürmer (Taenia saginata)
= Kopf 1–2 mm lang, Glieder
15–20 mm lang (kürbiskernförmig),
Gesamtlänge 4–10 m
- Schweinebandwürmer (Taenia solium)
= Kopf 0,5–1 mm lang, Glieder
10–16 mm lang (kürbiskernförmig),
Gesamtlänge 3–5 m

Stuhluntersuchungen

- **Stuhlreaktion**
- durch Indikatorstreifen
- pH 7–8 = normal
- pH unter 7 = Gärungsdyspepsie
- pH über 8 = Fäulnisdyspepsie
- **Nachweis von occultem
(verborgenem) Blut**
- durch Schnelltests (Stäbchen,
Tabletten)
- bei Blaugrünfärbung = positiv
- drei Tage vor der Stuhluntersuchung
auf occultes Blut erhält der Patient
eine fleisch-, fisch- und chlorophyll-
freie Kost (verboten sind Fleisch,
Fisch, Fleischbrühe, Fischbrühe, grüne
chlorophyllhaltige Gemüse, anthracen-

haltige Abführmittel, Phenolphthalein-,
Brom- und Eisenpräparate, Zähne-
putzen bei Zahnfleischblutungen)
- **Nachweis von Sterkobilinogen bzw.
Sterkobilin**
- physiologisch im Stuhl vorhanden
(fehlt bei komplettem Choledochus-
verschluß)
- **Nachweiß von unverdauten
Nahrungsbestandteilen**
- Muskelfasern (bei mangelnder
Sekretion des Pankreassaftes)
- Bindegewebe (bei mangelhafter
Magenverdauung)
- Stärkekörner (bei mangelhafter Dünn-
darmverdauung)
- Fett (bei gestörter Fettresorption durch
Pankreaserkrankungen und Leber-
erkrankungen), Fettmengen über
7 g/täglich = Stearrhoe, vor der Stuhl-
untersuchung auf Fett dürfen keine
Suppositorien verabreicht werden
- **Nachweis von Mikroorganismen**
- Kolibakterien (physiologisch im Stuhl
vorhanden)
- Salmonellen (bei Typhus, Paratyphus,
Enteritis infektiosa)
- Shigellen (bei Ruhr) – Stuhlprobe
warm zum Labor
- Amöben (bei Amöbenruhr) – Stuhl-
probe warm zum Labor
- Vibrolen (bei Cholera)
- Staphylokokken (bei Staphylokokken-
enteritis)
- Tuberkelbakterien (bei Tuberkulose)
- Dysenteriebakterien (bei Dysenterie)
- **Nachweis von Wurmeiern**
- Taenieneier
- Ascariseier
- Oxyuriseier
- Trichocephaluseier
- Ankylostomeneier
- Trematodeneier

Durchführung

- auf regelmäßige Darmentleerung
achten
- optische Stuhlkontrollen

- pathologisch veränderte Stühle oder Stühle mit atypischen Beimengungen aufbewahren und dem Arzt zeigen (dokumentieren)
- Stuhl für Laboruntersuchungen in spezielle Röhrchen (mit Löffel) oder Petrischälchen füllen (sofort zum Labor)
- Dokumentation
- evtl. Infektionsgefahr beachten

Beachte

1. **Häufigkeit der Defäkation (Diarrhoe, Obstipation)**
2. **Defäkationsstörungen (Tenesmus, Incontinentia alvi)**
3. **Stuhlmenge**
4. **Stuhlkonsistenz (dünnflüssig, hart)**
5. **Farbveränderungen (grau, gelb, rot, schwarz).**
6. **Beimengungen (Schleim, Eiter, Blut, Würmer)**
7. **Geruch (faulig, jauchig, säuerlich)**
8. **Infektionsprophylaxe**

NOTIZEN

_____

_____

_____

_____

16 Temperatur (Körpertemperatur)

Definitionen

- **Isothermie (Homoiothermie)**
- Erhaltung der normalen Körpertemperatur
- **Hyperthermie**
- Wärmestauung (hohes Fieber)
- **Fieber (Febris)**
- Temperaturerhöhung von axillar über 37,1 Grad Celsius bzw. rektal über 37,6 Grad Celsius

- **Hypothermie**
- Untertemperatur
- **axillare Messung**
- Temperaturmessung in der Achselhöhle
- **rektale Messung**
- Temperaturmessung im Enddarm
- **orale Messung**
- Temperaturmessung im Mund
- **sublinguale Messung**
- Temperaturmessung unter der Zunge
- **inguinale Messung**
- Temperaturmessung in der Leistenbeuge

Zweck der Beobachtung

- Feststellung der Körpertemperatur und typischer Körpertemperaturveränderungen (Hypothermie, Hyperthermie, Fiebertypen)

Physiologische Vorbemerkungen

- **Wärmeregulation**
- unterliegt den Temperaturzentren (Corpus striatum, Zwischenhirn)
- Reizung der Temperaturzentren durch Bluttemperatur (Überwärmung) und Temperaturrezeptoren der Haut (Unterkühlung)
- **Wärmebildung (chemischer Vorgang)**
- durch Steigerung der Stoffwechselvorgänge (Muskeltonuserhöhung, Muskelzittern)
- **Wärmeisolierung**
- durch Reduzierung der Hautdurchblutung (Gefäßengstellung durch Vasomotoren)
- **Wärmeabgabe**
- über Haut und Lunge durch Leitung, Konvektion, Strahlung und Verdunstung (Transpiration, Gefäßweitstellung)
- **Stoffwechselbeeinflussung**
- erhöhte Körpertemperatur führt zur Grundumsatzerhöhung mit Tachykardie, Tachypnoe, Hypertonie

- erniedrigte Körpertemperatur führt zur Grundumsatzverminderung mit Brady-kardie, Bradypnoe, Hypotonie
- **Tagesschwankungen der Temperatur**
- ca. 0,5 Grad Celsius
- Temperaturminium ca. 6.00 Uhr
- Temperaturmaximum ca. 17.00 Uhr
- **axillare Temperatur – inguinale Temperatur**
- 36,1–37,0 Grad Celsius
- **rektale Temperatur**
- bis 0,5 Grad Celsius höher als axillare Temperatur
- **orale Temperatur – sublinguale Temperatur**
- bis 0,3 Grad Celsius höher als axillare Temperatur
- **Basaltemperatur** (bei geschlechts-reifen Frauen zur Feststellung der Ovulation)
- rektale oder orale Messung
- von Beginn der Menstruation bis zur Ovulation liegt die Körpertemperatur unter 37 Grad Celsius
- ab Ovulation bis Periodenblutung liegt die Körpertemperatur über 37 Grad Celsius
- **Hauttemperatur** (Messung durch spezielle Hautthermometer)
- je nach Körperregion 28 bis 33 Grad Celsius

Pathophysiologie

- **Temperatureinteilungen** (axillar gemessen)
- Untertemperatur (Kollapstemperatur) = unter 36 Grad Celsius
- subfebrile Temperatur = 37,1–38 Grad Celsius
- mäßiges Fieber = 38–38,5 Grad Celsius
- hohes Fieber = 38,5–40,5 Grad Celsius
- hyperpyretische Temperatur = über 40,5 Grad Celsius
- **Ursachen der Hyperthermie**
- Stoffwechselerhöhung (Hyperthyreose, Arbeit)

- Störungen der Wärmeabgabe (Wärmestau durch hohe Umgebungs-temperatur, hohe Luftfeuchtigkeit und Flüssigkeitsmangel)
- Verletzungen der Temperaturzentren (Schädeltraumen)
- Schädigungen der Temperaturzentren (Pyogene)
- **Ursachen der Hypothermie**
- Stoffwechselreduzierung (Hypothyreose, Schlaf)
- Auskühlung (mangelhafte Bekleidung bei niedriger Außentemperatur)
- Verletzungen der Temperaturzentren (Schädeltraumen)
- Schädigungen der Temperaturzentren (Tumoren, Intoxikationen)

Fiebertypen

- **kontinuierliches Fieber** (Tages-schwankungen maximal 1 Grad Celsius), z. B. bei
- Typhus abdominalis
- Viruspneumonie
- Pneumokokkenpneumonie
- Scharlach
- Erysipel
- Paratyphus
- Fleckfieber
- **remittierendes Fieber** (Tagesschwan-kungen maximal 2 Grad Celsius), z. B. bei
- Bronchopneumonie
- Tuberkulose
- septischen Prozessen
- akutem rheumatischem Fieber
- Viruserkrankungen
- **intermittierendes Fieber** (Tagesschwankungen über 2 Grad Celsius), z. B. bei
- Sepsis (Pyämie)
- Pyelitis
- Pleuritis
- **rekurrierendes Fieber** (periodisches Auftreten, unregelmäßiges Intervall), z. B. bei
- Cholangitis, Cholezystitis
- Pyelonephritis

- Bronchiektasen
- Rückfallfieber
- **undulierendes Fieber** (wellenförmiger Verlauf mit regelmäßig auftretenden, fieberfreien Intervallen), z. B. bei
- Retikulosen
- Morbus Hodgkin (Pel-Ebstein-Fieber)
- Brucellosen (Morbus Bang etc.)
- Sarkom, Karzinom
- **subfebrile Temperatur** (37,1–38 Grad Celsius), z. B. bei
- Tuberkulose
- Hyperthyreose
- Fokalinfekten (Tonsillen, Zahngranulom)
- Rheumatismus
- **biphasisches Fieber** (2gipfelig, Dromedartyp), z. B. bei
- Viruskrankheiten (Poliomyelitis, Masern, Pocken, Hepatitis epidemica)
- Fleckfieber
- Meningokokkensepsis
- **rezidivierendes Fieber** (zeitweise wiederkehrendes Fieber), z. B. bei
- Thrombophlebitiden
- Pyelonephritis
- Malaria
- Rückfallfieber
- Fünftagefieber
- **Resorptionsfieber** (aseptisches Fieber), z. B. bei
- Resorption von Blutergüssen und Wundsekreten
- schweren Anämien
- Bluterkrankungen
- **Lysis**
- langsamer Fieberabfall
- **Krisis** (schneller Fieberabfall, binnen 24 Std.), z. B. bei
- Infektionskrankheiten
- Begleitsymptome sind Schweißausbruch, Tachykardie, Blässe, Kollapsbereitschaft
- **Schüttelfrost**
- Frostgefühl mit Schütteln des ganzen Körpers
- vor schnell ansteigendem Fieber
- Patient ist blaß oder zyanotisch

Allgemeine Vorbemerkungen

- **subjektive Fieberzeichen**
- frösteln
- starkes Hitzegefühl
- Durst, Appetitlosigkeit
- Kopfschmerzen, Gliederschmerzen
- Schwäche, Krankheitsgefühl
- trockener Mund
- **objektive Fieberzeichen**
- Temperaturerhöhung
- Tachykardie
- Tachypnoe
- Hyperämie der Haut (nicht während der ansteigenden Phase)
- trockene Haut
- Oligurie
- belegte, trockene Zunge
- glänzende Augen
- Schüttelfrost
- **Möglichkeiten der Körpertemperatursenkung**
- Reduzierung der Kleidung (Bettdecke entfernen)
- Reduzierung der Umgebungstemperatur (Klimazelt, Eispackungen)
- Erhöhung der Luftbewegung (Ventilator)
- Steigerung der Verdunstung (Wadenwickel)
- Medikamente
- **Möglichkeiten der Temperaturerhöhung**
- körperliche Betätigung
- vermehrte Bekleidung (Patienten zudecken)
- Erhöhung der Umgebungstemperatur (Wärmflasche, Klimazelt)
- Medikamente

Material

- **Maximalthermometer**
- Einteilung in Zehntelgrade von 35–42 Grad Celsius
- Ablesung auch nach Beendigung des Meßvorgangs möglich
- nach vollendetem Meßvorgang reißt Quecksilberfaden ab

- vor jeder neuen Messung muß das Quecksilber in das Quecksilberdepot zurückgeschlagen werden
- Patient bekommt jedesmal ein frisch desinfiziertes Thermometer
- Thermometer für axillare Messung = schmale Spitze
- Thermometer für rektale Messung = birnenförmige Spitze
- Thermometer für orale Messung = flach-herzförmige Spitze

Vorbereitung

- **Temperaturmessungen immer unter gleichen Bedingungen**
- Patient muß während der Messung ruhig liegen
- 30 Minuten vor der Messung keine Nahrungsaufnahme
- 30 Minuten vor der Messung keine körperliche Belastung
- 30 Minuten vor der Messung keine Wärme- oder Kälteanwendungen

Durchführung

- **axillare Messung**
- Achselhöhle trocken, frei von Kleidungsstücken, frei von Entzündungen, frei von Salben
- Thermometer einlegen
- Meßdauer acht bis zehn Minuten
- **rektale Messung**
- Darmentleerung normal
- Enddarm frei von Zäpfchenrückständen, Salbenrückständen, Kontrastmitteln und frei von Entzündungen
- Patient in Bauch- oder Seitenlage
- Pflegeperson bleibt präsent und hält das Thermometer während der Messung
- Meßdauer drei bis fünf Minuten
- **orale Messung (sublinguale Messung)**
- Messung nicht durchführen bei Kindern und bewußtlosen oder unruhigen Patienten
- Meßdauer fünf bis acht Minuten

- **inguinale Messung**
- wie axillare Messung nur in der Leistenbeuge
- **Messung der Basaltemperatur**
- immer zur gleichen Zeit
- vor dem Aufstehen
- rektal oder oral
- **Kontrollmessung** (rektal – axillar)
- gleichzeitige Temperaturmessung (rektal und axillar) bei Verdacht auf Entzündungen im Unterbauch
- bei Entzündungen im Unterbauch kann die rektale Temperatur um mehr als 0,5 Grad Celsius höher liegen als die axillare Temperatur
- **Dauerüberwachung der Körpertemperatur**
- mit Rektalsonden (Widerstandsthermometer, Thermoelementen oder Thermistoren aus Nickel oder Halbleitern)
- Meßfühler werden ca. 10 cm in das Rektum eingeführt und mit dem elektronischen Überwachungsgerät verbunden
- Möglichkeit der optischen Darstellung und schriftlichen Dokumentation

Pflegerische Nacharbeiten

- Dokumentation
- Desinfektion des Thermometers

Beachte

1. **Meßzeiten einhalten**
2. **Thermometer immer desinfizieren**
3. **Temperatur korrekt ablesen und eintragen**

NOTIZEN

_____

_____

_____

_____

17
Urin

Definitionen

- **Urin (Harn, Sekundärharn, Urina)**
- von den Nieren durch die Harnwege abgesonderte Flüssigkeit mit Stoffwechselabfallprodukten, Salzen und abgestoßenen Zellen aus den ableitenden Harnwegen
- **Miktion**
- Harnlassen, Harnentleerung, Blasenentleerung
- erfolgt reflektorisch (Parasympathikus) oder willkürlich
- **Diurese**
- Harnausscheidung
- **Polyurie**
- vermehrte Urinausscheidung (über 2000 ml/24 Std.)
- **Oligurie**
- verminderte Urinausscheidung (unter 500 ml/24 Std.)
- **Anurie**
- fehlende Harnproduktion (unter 50 ml/24 Std.)

Zweck der Beobachtung

- Feststellung von Menge, Farbe, Beimengungen, Reaktion und Konzentration des Urins
- Feststellung von Miktionsstörungen

Physiologische Vorbemerkungen

- **Aufgaben der Nieren**
- Ausscheidung von Stoffwechselprodukten (Harnstoff, Harnsäure, Kreatinin)
- Regulierung des Säure- und Basengleichgewichts im Blut (Neutralisierung und Ausscheidung überschüssiger alkalischer oder saurer Substanzen)
- Regulierung des Wasser- und Elektrolythaushaltes (Aufrechterhaltung des gleichmäßigen osmotischen Drucks durch Regulierung der Natrium-, Chlorid-, Kalzium-, Kalium- und Phosphatausscheidung)
- Ausscheidung von toxischen Substanzen
- Ausscheidung von Medikamenten
- **Harnbildung**
- Bildung des Primärharns in den Glomerula (ca. 150–180 Liter/24 Std.)
- Bildung des Sekundärharns im Tubulussystem durch Wasser-, Glukose- und Elektrolytrückresorption (Sekundärharn ca. 1500 ml–1800 ml/24 Std.)
- die täglich ausgeschiedene Urinmenge ist abhängig von der Flüssigkeitszufuhr, dem Flüssigkeitsverlust (Transpiration, Diarrhoe), dem Filtrationsdruck (kolloidosmotischer Druck, Blutdruck), der hormonellen und nervösen Steuerung

- **Urinausscheidung in 24 Stunden bei normaler Flüssigkeitszufuhr**

- ca. 1500 - 1800 ml

- **Miktionshäufigkeit in 24 Stunden**

- ca. 3 - 4 Miktionen

- **Harnmenge pro Miktion**

- ca. 250 - 400 ml

NOTIZEN

_____

_____

_____

_____

- **Flüssigkeitsbilanz** (Erwachsene)
- Wasseraufnahme in 24 Stunden
  Getränke   ca. 1300 ml
  Speisen   ca. 900 ml
  Oxydationswasser ca. 300 ml
  Insgesamt   ca. 2500 ml
- Wasserabgabe in 24 Stunden
  Harn   ca. 1500 ml
  Haut   ca. 450 ml
  Lunge   ca. 450 ml
  Kot   ca. 100 ml
  Insgesamt   ca. 2500 ml
- **Harnzusammensetzung**
- Wasser ca. 95–98 %
- stickstoffhaltige Schlacken
  ca. 30–40 g täglich (Harnstoff, Harnsäure, Kreatinin, Hippursäure)
- organische und anorganische Salze
  ca. 18–20 g täglich (Kochsalz, Phosphorsäure, Schwefelsäure, Ammonium, Kalzium, Magnesium, Zitronensäure, Oxalsäure)
- Farbstoffe (Urobilinogen/Urobilin, Urochrom)
- Hormone
- Vitamine
- **Harnfarbe**
- hellgelb bis dunkelgelb, durchsichtig, klar
- bei reichlicher Flüssigkeitszufuhr = wasserhell
- bei reduzierter Flüssigkeitszufuhr, körperlicher Anstrengung mit Schwitzen = dunkelgelb bis bräunlich
- längere Zeit stehender Urin wird undurchsichtig und trüb
- **Harnkonzentration**
- das spezifische Gewicht des Urins liegt zwischen 1001 und 1035
- das spezifische Gewicht beträgt normalerweise 1012 bis 1024
- **Harnreaktion**
- normal schwach sauer (pH 6)
- bei eiweißreicher Kost – sauer (pH bis 4,8)
- bei vegetarischer Kost – alkalisch (pH bis 7,2)

Pathophysiologie

Urinmenge – Urinausscheidung
- **vermehrte Urinausscheidung (Polyurie)**
- z. B. bei vermehrter Flüssigkeitszufuhr, Diabetes mellitus, Diabetes insipidus, Niereninsuffizienz, Hyperparathyreoidismus, Abusus von Diuretika, Tumoren im hinteren Hypothalamus
- **vermehrte nächtliche Urinausscheidung (Nykturie)**
- z. B. bei Herzinsuffizienz, Niereninsuffizienz, übermäßiger Flüssigkeitsaufnahme am Abend
- **verminderte Urinausscheidung (Oligurie)**
- z. B. bei verringerter Flüssigkeitsaufnahme, Erbrechen, Durchfällen, vermehrter Transpiration, Blutverlust, Herzinsuffizienz, Niereninsuffizienz, akuter Glomerulonephritis
- **fehlende Urinausscheidung (Anurie)**
- prärenale Ursachen (vor den Nieren liegende Ursachen), z. B. durch Schock, Hämolyse, starker Natrium- und Chlorverlust, endogene Intoxikationen
- renale Ursachen (in den Nieren liegende Ursachen), z. B. durch exogene Intoxikationen, toxisch-allergische Reaktionen, Infektionskrankheiten, akute Glomerulonephritis, Pyelonephritis, doppelseitige Nierenvenenthrombose, doppelseitige Nierenarterienembolie
- postrenale Ursachen (hinter der Niere liegende Abflußbehinderungen), z. B. durch Ureterenverlegung (Steine, Tumoren), Harnverhaltung (Blasensteine, Harnröhrenstriktur, Prostataadenom, Prostatakarzinom, Blasenschließmuskelveränderungen), neurologische Ursachen (Rückenmarkstumoren, Querschnittslähmung)

Miktionsstörungen
- **Pollakisurie (Pollakiurie, Pollakurie)**
- häufiger Harndrang, gehäufte Miktion (kleine Harnportionen)

- entzündliche, nervöse, hormonelle oder organische Entleerungsstörung
- z. B. bei Blasenentzündung, Blasensteinen, Harnröhrenentzündung, Reizblase, Überlaufblase (Prostataadenom, Prostatakarzinom, Urethrastrikturen),

- **Algurie**
- schmerzhafte Harnentleerung
- z. B. bei Zystitis, Blasensteinen, Urethritis
- **Dysurie (Strangurie)**
- schmerzhafter Harnzwang durch Hindernisse am Blasenausgang oder in der Harnröhre (brennende Schmerzen)
- z. B. bei Blasenhalsentzündungen, Harnröhrenentzündungen
- **Enuresis**
- unwillkürliche Blasenentleerung (Einnässen)
- Enuresis nocturna (nächtliches Einnässen)
- Enuresis diurna (Einnässen am Tag)
- z. B. durch psychische Ursachen (empfundener Mangel, Trotzreaktion, Angst, Träume), organische Erkrankungen (Mißbildungen, Harnwegsinfektionen)
- **Incontinentia urinae**
- Unvermögen zum willkürlichen Zurückhalten des Urins
- die Blasenentleerung erfolgt unwillkürlich, reizlos, schmerzlos
- z. B. durch Epispadie, Aplasie der Prostata, Sphinkterschwäche, Blasentumoren, zentralnervöse Störungen, Verletzungen des Rückenmarks, Uterus- und Portiotumoren
- **Harnverhaltung (Retention)**
- Harn kann nicht aus der Blase entleert werden (komplette Harnverhaltung)
- Harn kann nicht vollständig oder nicht immer aus der Blase entleert werden (unvollständige Harnverhaltung)
- mechanische Ursachen sind Blasensteine, Blasentumoren, Blasendivertikel, Prostataadenome, Prostatatumoren,

Urethrastrikturen, Phimose, Paraphimose
- funktionelle Ursachen sind Sphinkterhypertonie (bei Hirntumoren, Rückenmarkstumoren, Myelitis, Tabes dorsalis, Querschnittslähmung) und psychische Störungen (Angst, Schamgefühl, ungewohnte Lage oder Umgebung)
- **Restharn (Residualharn)**
- der bei unvollständiger Harnverhaltung (unmittelbar nach der Miktion) noch in der Blase befindliche Urin
- **Überlaufblase**
- teilweises Versagen des Schließmuskels (unwillkürlicher Harnabgang) bei extrem gefüllter Blase (unvollständige Harnverhaltung)
- **Harnstrahlveränderungen**
- gedrehter oder gespaltener Harnstrahl bei Strikturen, Stenosen oder Verklebungen der Harnröhre
- Unterbrechung des Harnstrahles bei Verlegung der Harnröhre durch Tumorzotten oder Steine in der Blase
- kraftloser Harnstrahl mit verzögertem Miktionsbeginn bei Tumoren im Blasenhals, Sphinkterstarre, Prostataadenom, Prostatitis
- längeres Nachträufeln von Urin bei Urethradivertikeln, Erweiterung der Urethra hinter Strikturen
- dauerndes Harnträufeln bei der Incontinentia urinae

Farbveränderungen
- **Phosphaturie (Kalkariurie)**
- milchig homogene Trübung (verschwindet durch Säurezusatz) durch Ausfall von Kalzium- oder Magnesiumphosphaten
- physiologisch, z. B. bei längerem Stehenlassen des Urins (bakterielle Zersetzung), alkalischer Kost, Alkalitherapie, Hunger
- pathologisch, z. B. bei Hyperparathyreoidismus, Rachitis, Osteomalazie, Akromegalie
- **Uraturie (Ziegelmehlsediment)**
- gelbrötlicher, schnell sedimentierender

Sand (die Salze lösen sich bei Erwärmen des Harns) in saurem Harn durch Ausfall von harnsaurem Natron
- ohne pathologische Bedeutung
- **Pyurie**
- schnell sedimentierende, schlierig flockige Trübung (verschwindet nicht durch Säurezusatz) durch Eiterbeimengung
- z. B. bei entzündlichen Erkrankungen des Urogenitalsystems (Tuberkulose, Zystitis, Urethritis, Prostatitis)
- **Hämaturie (Makrohämaturie)**
- rötlich bis fleischfarbener, getrübter Urin durch Beimengung unzerstörter Erythrozyten (bei starker Blutung reine Blutfarbe)
- langsam sedimentierend
- z. B. bei Tumoren der Nieren und ableitenden Harnwege, hämorrhagischer Diathese, Nieren- und Harnleitersteinen
- **Hämoglobinurie**
- rötlich bis schwärzlich verfärbter Urin ohne Trübung (nicht sedimentierend) durch Beimengung von gelöstem Blutfarbstoff
- Verfärbung verschwindet nicht durch Essigsäurezusatz
- z. B. bei Hämolyse – Hämoglobinämie (durch Transfusion gruppenfalschen Blutes, hämolytische Anämie, Vergiftungen mit Anilin oder Benzol)
- **Bilirubinurie**
- bierbrauner bis grünlichschwarzer Urin mit gelbem Schüttelschaum durch Bilirubinbeimengung
- z. B. bei Hepatitis, Leberzirrhose (Ikterus)

- **Farbveränderungen durch Lebensmittel und Medikamente**
- rot durch Rote Beete, Rhabarber, verschiedene Laxantien, Phenolrot
- blau durch Methylenblau, Cuprex
- goldgelb durch verschiedene Laxantien, Vitamin B
- weitere medikamentöse Farbveränderungen sind aus den jeweiligen Hinweisen der Pharmazeutischen Industrie zu entnehmen
- **sonstige pathologische Urinbestandteile**
- Nachweis erfolgt durch Schnellteststäbchen oder spezielle Laboruntersuchungen
- Zucker (Glykosurie)
- Eiweiß (Proteinurie)
- Blut (Mikrohämaturie)
- Bakterien (Bakteriurie)
- Ketonkörper (Ketonurie)
- Zylinder (Zylindurie)

Harnkonzentrationsstörungen
- **Isosthenurie (Harnstarre)**
- gleichbleibende Harnkonzentration zwischen 1010 und 1012 unabhängig von der Flüssigkeitszufuhr
- bei Niereninsuffizienz
- **Hyposthenurie**
- ständig schwach konzentrierter Harn auch bei reduzierter Flüssigkeitszufuhr
- **3,9 Gramm Eiweiß/Liter** erhöhen das spezifische Gewicht um einen Teilstrich
- **2,7 Gramm Glukose/Liter** erhöhen das spezifische Gewicht um einen Teilstrich

Harnreaktion
- **saurer Urin** (pH unter 4,5)
- z. B. bei Fieber, Diarrhoe, diabetischer Azidose, malignen Prozessen mit gesteigertem Eiweißzerfall
- **alkalischer Urin** (pH über 7,2)
- z. B. bei respiratorischer und metabolischer Alkalose, Infektionen der Nieren und ableitenden Harnwege

Harngeruch
- **faulig-übelriechend**
- bei malignen Prozessen der ableitenden Harnwege
- **stechender Uringeruch**
- durch ammonikalische Zersetzung
- z. B. bei länger stehendem Urin, Bettnässern, Inkontinenten, Stauungszuständen in der Blase
- **obstartiger Geruch**
- durch Azeton im Urin (Ketonurie)
- z. B. bei Diabetes mellitus, langanhaltendem Erbrechen, Fieber, Hunger

Durchführung

Sammelurin
- Patienten entsprechend informieren (keine Toilette benutzen, Urin vor der Darmentleerung auffangen)
- Urinflasche bzw. Bettpfanne entsprechend kennzeichnen
- Stationspersonal und Angehörige des Patienten informieren
- Sammelgefäß beschriften (Name, Zimmer Nr., Sammelzeit von ... bis ..)
- Urin kühl aufbewahren (oder evtl. einige Tropfen Toluol oder Phenolkristalle in das Sammelgefäß geben)
- Sammelurin vor Entnahme der Laborprobe genau messen und dokumentieren
- Laborprobe von der gesamten Sammelurinmenge entnehmen (vorher schütteln bzw. umrühren)
- **24 Stunden – Sammelurin**
- normalerweise von 7.00 Uhr bis 7.00 Uhr (die erste Blasenentleerung um 7.00 Uhr morgens [vor der ersten Sammelperiode] wird verworfen)
- **12 Stunden – Tagurin**
- normalerweise von 7.00 Uhr bis 19.00 Uhr
- **12 Stunden – Nachturin**
- normalerweise von 19.00 Uhr bis 7.00 Uhr
- **Stundenurin**
- nur möglich bei Patienten mit liegendem Dauerkatheter
- Messung mittels speziellem Auffanggefäß zwischen Ableitungsschlauch und Urinbeutel (Urimeter)
- stündlich Urinmenge ablesen und dokumentieren (Urimeter entleeren)

Harngewinnung für Laboruntersuchungen
- **Strahlurin**
- Reinigung und Desinfektion der äußeren Harnröhrenmündung
- Auffangen des spontan gelassenen Harns im sauberen Gefäß (für bakteriologische Untersuchungen im sterilen Gefäß)

- **Mittelstrahlurin**
- Reinigung und Desinfektion der äußeren Harnröhrenmündung
- Auffangen des Harns aus der Mitte des Miktionsvorganges
- **Morgenurin**
- erste Blasenentleerung am Morgen (Gewinnung wie Strahlurin)
- **konzentrierter Morgenurin**
- Morgenurin nach einer Durstperiode von 12 Stunden (Gewinnung wie Strahlurin)
- **Katheterurin**
- für bakteriologische Untersuchungen
- siehe Blasenkatheterismus (Kap. C 5)
- **Blasenpunktionsurin**
- für bakteriologische Untersuchungen
- siehe Blasenpunktion (Kap. C 18)

Urin-Schnelltests
- Anwendung und Durchführung siehe Herstellerhinweise
- **pH-Bestimmung**
- durch Combus-Test, Nephro-Merckognost, Nephur-Test, N-Combur-Test, Combi-Uristix, Labstix
- **Glukosenachweis**
- durch Clinistix, Diastix, Gluco-Merckognost, Glucotest, Combi-Uristix
- **Eiweißnachweis**
- durch Albym-Test, Albustix, Uristix, Combur-Test, Nephro-Merckognost, Labstix
- **Ketonnachweis**
- Ketur-Test, Keto-Merckognost, Gluketur-Test, Labstix
- **Blutnachweis** (Erythrozyten, Hämoglobin)
- durch Sangur-Test, Heglostix, Hämo-Merckognost, Combi-Uristix, Labstix
- **Nitritnachweis**
- Nitur-Test, Ratio-Test, Nephro-Merckognost, Nephus-Test, N-Labstix
- **Bakteriennachweis**
- durch Uricult-Test, Urotube-Roche
- Deckel ohne Kontamination öffnen und Agarflächen entnehmen
- Agarfläche (Nährboden) in den frisch gewonnenen Urin eintauchen (oder

Urin aus sterilem Röhrchen über die
Agarfläche schütten)
- Nährboden ohne Kontamination in das
Röhrchen zurückgeben und verschließen
- ca. 24 Stunden im Brutkasten
(34–37 Grad Celsius) bebrüten
- nach 24 Stunden Keimzahl ablesen
- eingetrocknete oder kontaminierte
Nährböden dürfen nicht benutzt werden

Bestimmung des spezifischen Gewichts
- durch Urometer (Aräometer)
- Urometer sind geeicht auf 15 Grad
Celsius (Urintemperatur)
- je 3 Grad Celsius Harntemperatur über
15 Grad Celsius muß ein Teilstrich zum
abgelesenen spezifischen Gewicht
hinzugezählt werden
- je 3 Grad Celsius Harntemperatur unter
15 Grad Celsius muß ein Teilstrich vom
abgelesenen spezifischen Gewicht
abgezählt werden

Beachte

1. **Miktionshäufigkeit (Pollakisurie,
Nykturie, Harnverhaltung)**
2. **Miktionsstörungen (Algurie, Dysurie,
Enuresis, Inkontinenz)**
3. **Urinmenge (Polyurie, Oligurie,
Anurie, Nykturie)**
4. **Urinfarbe (Phosphaturie, Uraturie,
Pyurie, Hämaturie, Hämoglobinurie,
Bilirubinurie)**
5. **Urinkonzentration (Isosthenurie,
Hyposthenurie)**
6. **Infektionsprophylaxe**

NOTIZEN

18
Vaginale
Ausscheidungen

Vaginalsekret
- **Scheidensekret besteht aus**
- Exkreten der Zervixdrüsen
- Transsudat der Scheidenhaut
(Scheidenschleimhaut besitzt keine
Drüsen)
- Milchsäure – pH 4 – (Glykogen der
Vaginalhaut wird durch Fermente in
Maltase und Dextrose gespalten und
durch die „Döderlein-Bakterien"
– Milchsäurebakterien – zu Milch-
säure vergoren)
- **Farbe des Scheidensekrets**
- weißlich
- **Konsistenz des Scheidensekrets**
- pastenförmig
- **Aufgabe des Scheidensekrets**
- das saure Scheidensekret verhindert
das Aufsteigen pathogener Keime in
die inneren Geschlechtsorgane
- **Fluor (Ausfluß)**
- vermehrter Flüssigkeitsabfluß aus der
Vagina, z. B. bei
- Nervosität (vermehrte weißliche
Sekretion der Vulvadrüsen)
- Schwangerschaft (vermehrte farblose
Transsudation durch die Scheidenhaut)
- Ektopie (vermehrte schleimige
Sekretion der auswärtsgestülpten
Zervixschleimhaut)
- Vagina- und Uterusentzündungen
(gelblich-weiß bis grünlich-weiß)
- Vagina- und Uteruskarzinome
(bräunlich, eitrig)
- Gonorrhoe (eitrig)
- Mykosen (weiß, juckend, brennend)
- Trichomonaden (schaumig, übel-
riechend)
- **postmenstruelle Blutungen**
- nach der Regelblutung auftretende
Blutungen (Schmierblutungen)
- z. B. bei entzündlichen Prozessen des
Uterus, submukösen Myomen

B Basiswissen der Prophylaxen

1
Bronchitis- und Pneumonieprophylaxe

Zweck

- Vermeidung einer Sekretanhäufung
- Verbesserung der Lungenventilation
- Verhütung krankhafter Veränderungen der Atemwege
- Verbesserung des Atemvolumens

Möglichkeiten

- Oberkörperhochlagerung
- Abreiben und Abklopfen (Vibration)
- Erzeugung einer örtlichen Hyperämie
- Totraumvergrößerung (Giebelrohr)
- Atemübungen
- Anfeuchten der Atemluft
- Verhinderung einer Aspiration
- Umlagerung
- Hilfeleistung beim Aushusten
- Absaugen des Mund-Rachen-Raumes
- Frühmobilisation

NOTIZEN

_____

_____

_____

_____

Oberkörperhochlagerung

Sinn

- Erleichterung der Atmung
- psychologische Wirkung

Durchführung

- siehe Lagerungen

NOTIZEN

_____

_____

_____

_____

Abreiben und Abklopfen (Vibration)

Sinn

- Sekretlösung
- Hyperämieerzeugung
- tiefes Einatmen durch Kältereiz
- Erleichterung für den Patienten

Planung

- mehrmals täglich, mindestens bei jedem „Betten" des Patienten

Material

- Franzbranntwein
- Kampferspiritus
- Mentholspiritus
- Zellstoff
- Nierenschale
- Sputumbecher

Durchführung

- Information für den Patienten
- Rücken mit Spiritus einreiben
- Abklopfen mit hohler Hand von unten nach oben (auch mit Vibrator möglich)
- nicht im Bereich der Wirbelsäule und der Nierengegend abklopfen
- Patienten zum tiefen Durchatmen und Abhusten auffordern

Beachte

1. **nicht abklopfen bei Patienten mit Herzinfarkt, Lungenembolie, Schädel-Hirn-Trauma und entzündlich-traumatischen Veränderungen der Wirbelsäule**
2. **Drainagen- und Infusionssysteme beachten**
3. **Durchfeuchtung von Wund- und Gipsverbänden vermeiden**
4. **frühzeitige und regelmäßige Durchführung**
5. **Sputumveränderungen und atypische Schmerzen melden**
6. **Vitalwertkontrollen**

NOTIZEN

Erzeugung einer örtlichen Hyperämie

Sinn

- bedingte Verbesserung der Haut- und Organdurchblutung
- psychotherapeutische Wirkung

Durchführung

- Brust und Rücken mit hyperämisierenden Präparaten (Kampfer, Eucalyptol, Spiritus) einreiben bzw. einmassieren
- Dokumentation

Beachte

1. **Hauterkrankungen**
2. **Allergiebereitschaft**

NOTIZEN

Totraumvergrößerung (Giebel – Rohr)

Sinn

- Verbesserung der Lungenventilation und Lungendurchblutung
- zentrale Ventilationssteigerung (pCO_2-Anstieg)
- Erleichterung der Expektoration bei starker Verschleimung
- psychologische Bedeutung

Planung

- 8- bis 10mal täglich für drei bis zehn Minuten
- je nach Anordnung zwei bis zehn Segmente à 100 ml
- Mundstück und Segmente mit Patientennamen versehen und am Bett in erreichbarer Nähe aufbewahren
- Dokumentation

Material

- Mundstück
- Segmente
- Nasenklemme
- Zeituhr
- Sputumbecher
- Zellstoff

Durchführung

- dem Patienten Sinn, Zweck und Anwendung erklären
- erste Durchführung überwachen
- je nach Anordnung Sauerstoff über einen Katheter in das distale Segment einleiten
- Eigeninitiative des Patienten fördern

Beachte

1. **Atemfrequenz nicht über 24/Minute**
2. **bei Auftreten einer Dyspnoe und/oder Zyanose Übung abbrechen**
3. **Patienten zum Abhusten auffordern**
4. **zwischenzeitliche und abschließende Desinfektion/Sterilisation**
5. **regelmäßige Durchführungsüberwachung**

NOTIZEN

Atemübungen

Sinn

- Aufrechterhaltung oder Wiederherstellung der Grundfunktion
- Durchlüftung aller Lungenpartien
- Korrektur einer bestehenden oder zu erwartenden Fehlatmung

Durchführung·

- zwischenzeitlich den Patienten zum tiefen Durchatmen auffordern
- gezielte Atemübungen durch die Krankengymnastin
- Dokumentation

NOTIZEN

Anfeuchtung der Atemluft

Sinn und Durchführung

- siehe Inhalationen

NOTIZEN

Verhinderung einer Aspiration

Sinn

- Verhinderung einer mechanischen Verlegung des Respirationstraktes
- Verhinderung einer Aspirationspneumonie

Durchführung

- wenn möglich, Oberkörperhochlagerung
- bei Schwerkranken, Ernährung durch Breikost
- ruhig und ohne Hast füttern
- schluckweise trinken lassen
- sorgfältige Mundpflege
- auf Zahnprothesen achten
- Seitenlagerung bei Bewußtlosen
- Hilfeleistung bei Erbrechen

NOTIZEN

Umlagerung

Sinn

- Verhinderung einer Sekretanschoppung
- Verbesserung des Gasaustausches

Durchführung

- siehe Kap. B 2

Hilfeleistung beim Aushusten

Sinn

- Erleichterung des Abhustens
- Verhinderung einer Sekretanschoppung
- Vermeidung zusätzlicher
  Erschütterungsschmerzen
- günstige Beeinflussung des subjek-
  tiven Krankheitsempfindens

Planung

- Technik der tiefen Zwerchfellatmung,
  des Abhustens und der Wundstützung
  möglichst schon präoperativ einüben

Durchführung

- Notwendigkeit erklären
- möglichst Oberkörper hochlagern
- körperliche Belastung bei Geschwäch-
  ten und Patienten nach Herzinfarkt
  oder Lungenembolie möglichst gering
  halten
- bei Verletzungen oder Eingriffen im
  Thorax- und Abdominalbereich
  schmerzhaften Bezirk durch Hände
  abstützen (evtl. durch Patienten selbst)
- Zellstoff, Nierenschale bzw. Sputumbecher bereithalten

Beachte

1. **anschließende Wund-, Blutungs-
   und Schmerzkontrolle**
2. **Sputumbeschaffenheit**
3. **Vitalwertkontrollen**

Absaugen des Mund-Rachen-Raumes

Sinn

- Sekretentfernung
- Vermeidung einer Infektion
- Vermeidung einer Aspiration

Planung

- erfolgt nach Notwendigkeit
- sterile Bedingungen

Material

- sterile Absaugkatheter
- Y-Stück
- Absauggerät
- sterile Handschuhe
- Abwurfgefäß
- sterile Kochsalzlösung
- Händedesinfektionsmittel

Vorbereitung

- Information für den Patienten (auch bei
  mangelhafter Kommunikation)
- Material am Bett bereitstellen

Durchführung

- Händedesinfektion
- Öffnen der Katheterhülle
- Sauger anstellen (mittlerer Sog)
- Handschuhe anziehen
- Katheter mit Y-Stück und Sauger
  verbinden
- Katheter kurz anfeuchten
- Unterkiefer des Patienten nach unten
  ziehen und Katheter einführen
- Y-Stück verschließen und fraktioniert
  absaugen (nicht länger als 15 Sekun-
  den)

Beachte

1. **Absaugen unter sterilen Kautelen**
2. **kein Herumstochern mit dem Katheter**
3. **mechanische Schäden vermeiden**
4. **Festsaugen vermeiden**
5. **bei Kieferklemme durch den unteren Nasengang absaugen**

NOTIZEN

Frühmobilisation

Sinn und Durchführung

- siehe Mobilisation (Kap. B 5)

NOTIZEN

2
Dekubitusprophylaxe

Zweck

- Vermeidung von Gewebsschäden durch langfristige Druckbelastungen
- Verhinderung von Hautschäden durch Veränderungen des äußeren Milieus

Vorbemerkungen

- Hautschäden und Hautinfektionen werden durch mangelhafte Hautpflege begünstigt
- permanenter Druck verhindert die Durchblutung des Unterhautzellgewebes und führt zur Nekrose
- Ausscheidungen führen durch ihre Ätzwirkung zu Hautschäden

- **besonders dekubitusgefährdet sind**
- adipöse Patienten
- kachektische Patienten
- gelähmte Patienten
- bewußtlose Patienten
- frischoperierte Patienten
- sensibilitätsgestörte Patienten
- inkontinente Patienten
- stark transpirierende Patienten
- Patienten mit Durchblutungsstörungen
- Patienten mit Gipsverbänden, Schienenverbänden
- **Körperstellen, an denen Knochen der Haut unmittelbar anliegen, sind besonders dekubitusgefährdet**
- Kopf
- Ohrmuschel
- Schulterblatt
- Schultergelenk
- Ellenbogengelenk
- Wirbelsäule (Dornfortsätze)
- Darmbeinkamm
- Kreuzbein
- Hüftgelenk
- Kniegelenk
- Fußknöchel
- Ferse
- **Körperstellen, an denen Haut auf Haut liegt, sind besonders intertrigogefährdet**
- Achselhöhle
- weibliche Brust
- Ellenbeuge
- Bauchfalten
- Leistenbeuge
- Gesäßspalte
- Kniekehle
- Finger
- Zehen
- **erste Dekubitussymptome sind**
- Rötung und Schmerzhaftigkeit

Möglichkeiten

- Körperpflege
- Anregung der Hautdurchblutung
- Druckentlastung durch Hilfsmittel
- Druckentlastung durch Lagerung

Körperpflege

Vorbereitung

- Allgemeinzustand des Patienten berücksichtigen
- frische Handtücher und Waschlappen benutzen
- Schlauchsysteme beachten
- Schienen, Lagerungskissen, Stützverbände etc. nach Möglichkeit entfernen
- Patienten vor Zugluft schützen
- Intimsphäre beachten (Abschirmung)

Durchführung

- von oben nach unten und von vorne nach hinten waschen
- Haut gut abfrottieren
- Körperstellen mit Haut-zu-Haut-Kontakt durch sorgfältiges Trocknen und Einlegen von Gazestreifen vor Wundsein (Intertrigo) schützen
- häufiger Wäschewechsel bei stark transpirierenden Patienten
- nach jeder Stuhlentleerung sorgfältige Reinigung (Waschung)
- **inkontinente Patienten** regelmäßig waschen und abtrocknen
- gefährdete Hautpartien durch Silikonspray und/oder Moltex-Krankenunterlagen und Inkontinentenhose schützen
- feuchtgewordene Verbände erneuern

Beachte

1. **Hautinspektion nach jeder Ganzkörperwaschung**
2. **Infektionsprophylaxe durch Benutzung von Handschuhen**

Anregung der Hautdurchblutung

Sinn

- Steigerung der örtlichen Blutzirkulation
- Erhöhung des Hautstoffwechsels

Durchführung

- dekubitusgefährdete Hautbezirke (Rücken, Gesäß, Extremitäten) regelmäßig massieren (fettige Haut mit Alkohol, trockene und spröde Haut mit Hautöl oder fettender Salbe)
- Ermöglichung einer freien Luftzirkulation
- Frühmobilisation
- zirkulationsanregende Bäder (gelähmte Patienten)

Druckentlastung durch Hilfsmittel

Sinn

- Druckentlastung für gefährdete Körperstellen
- Verhütung von Hautschäden als Folge anhaltender Druckbelastung

Material

- Lagerungskissen (Schaumstoff, Hirse, Roßhaar, Decubitex-Polster)
- Wasserkissen, Emulsions- oder Gel-kissen, synthetische Felle
- Schaumstoffplatten, Schaumstoffringe, Luftringe
- synthetische Fellkappen für Ellen-bogen und Fersen
- Antidekubitus-Matratze

Durchführung

- Patienten Sinn und Zweck des Hilfs-mittels erklären
- bei Anwendung von Schaumstoffkissen, Wasserkissen und Antidekubitus-tratze ist kurzfristiges Umbetten des Patienten erförderlich
- Sonden, Katheter und Infusionssysteme beachten
- außer Fellkappen und Fellunterlagen müssen alle Hilfsmittel mit entspre-chenden Bezügen versehen bzw. über-spannt werden
- Wasserkissen mit 37–39 Grad Celsius warmem Wasser füllen (verläßt der Patient für längere Zeit das Bett, Wasserkissen mit geeigneten Wärmequellen auf Körpertemperatur halten)
- Antidekubitusmatratze arbeitet nach dem Wechseldrucksystem (jede Körperregion wird in 24 Stunden für insgesamt 12 Stunden druckfrei gelagert)
- Dekubitusmatratze ersetzt in keinem Fall die allgemein gültigen Pflege-maßnahmen
- ausreichende Druckentlastung und häufiger Belastungswechsel aller gefährdeter Körperstellen wird erreicht durch sachgerechte Anwendung der Hilfsmittel zur Lagerung

Beachte

1. **zu harte Lagerungskissen können durch Abdrücken von Gefäßen die Entstehung des Dekubitus fördern**
2. **Stoff- und Gummiunterlagen glatt und faltenfrei halten**
3. **Wärme- und Feuchtigkeitsstau bei zu geringer Stoffschicht zwischen wasserdichter Unterlage und Haut**
4. **Hautinfektionen werden begünstigt durch unzureichende Desinfektion/ Sterilisation der Lagerungshilfsmittel**
5. **Kontrakturenprophylaxe**
6. **Beschädigungen der Antidekubitus-matratze führen zum Druckverlust**

NOTIZEN

_____

_____

_____

_____

Druckentlastung durch Lagerung

Sinn

- Vermeidung von Lagerungsschäden
- Entlastung von Rücken, Kopf, Gesäß, Fersen

Planung

- **Druckentlastung durch**
- Weichlagerung bzw. Superweichlagerung
- Schräglage mittels schiefer Ebene
- 30-Grad-Schräglage (rechts und links)
- Bauchlage
- V-Lagerung
- Hohllagerung durch Lagerungshilfsmittel

Material

- Lagerungskissen (Schaumstoff, Hirse, Sand, Roßhaar)
- Fußstütze (Bettkiste)
- Seitengitter

Durchführung

- Patienten jeweilige Lagerungsvariante erklären
- Sonden, Katheter und Infusionssysteme sichern
- vor, während und nach der Umlagerung Vitalwertkontrollen
- Patienten vorsichtig in entsprechende Lage bringen (außer zur Rückenlage muß die Liegefläche des Bettes flach sein)
- bei Bewußtlosen und Gelähmten beginnt jede Umlagerung mit der Kopflagerung
- bei Bauchlage Kopf in Seitenlage
- Arm-, Bein- und evtl. Rückenpolster anbringen
- Gelenke frei und in physiologischer Stellung lagern
- Lagewechsel alle zwei Stunden, nach ärztlicher Anordnung oder nach Zustand und Wunsch des Patienten

Beachte

1. **regelmäßige und umfassende Körperinspektion**
2. **Kopf leicht erhöht lagern, Lagerungskissen darf Atmung nicht behindern**
3. **Seitengitter bei Seitenlagerung anbringen**
4. **Klingel in erreichbarer Nähe**
5. **Aufliegen der Ferse → Fersendekubitus**
6. **falsche Armlagerung → Ellenbogendekubitus**
7. **ungenügende Freilagerung der Fußknöchel → Fußknöcheldekubitus**
8. **ungenügender Lagewechsel → Gesäßdekubitus**
9. **ungenügende Kopfumlagerung → Kopfdekubitus**
10. **Kontrakturenprophylaxe**
11. **Patient bedarf einer erhöhten Aufmerksamkeit und Fürsorge**
12. **bestehende Dekubitalgeschwüre entbinden nicht von einer sachgerechten Dekubitusprophylaxe**
13. **bei Kontraindikationen zur Umlagerung Schwerpunktverlagerung durch entsprechende Neigung des Bettes herstellen**

NOTIZEN

3
Infektionsprophylaxe

Zweck

- Verhütung einer Verbreitung von resistenten und pathogenen Keimen (Hospitalismus)
- Schutz des Patienten vor Infektionen
- Vermeidung von Personalinfektionen

Vorbemerkungen

- **Sterilisation** = Vernichtung aller lebender Substanzen, einschließlich der Bakteriensporen
- **Desinfektion** = Maßnahmen, die einen Gegenstand in den Zustand versetzen, daß er nicht mehr infizieren kann
- **Sanitation** = vorbeugende Desinfektion
- **Desinsektion** = Vernichtung von Ungeziefer
- **Asepsis** = Keimfreiheit aller Gegenstände, die mit der Wunde in Berührung kommen
- **aseptisch** = keimfrei
- **septisch** = mit pathogenen Keimen behaftet
- **Kontamination** = Verseuchung/Verunreinigung
- **Fungicidie** = Abtötung aller Pilze
- **Mikrobicidie** = Abtötung aller Mikroorganismen

- **Sporicidie** = Abtötung aller Sporen
- **Virulicidie** = Abtötung aller Viren
- **Hospitalismus** (infektiöser) = Infektion, deren Übertragung innerhalb eines Krankenhauses erfolgt
- **Nosokomial-Infektion** = neuere Bezeichnung für den infektiösen Hospitalismus
- **Pathogenität** = krankheitserregend
- **Apathogenität** = nicht krankheitserregend
- **Virulenz** = Infektionskraft und Vermehrungsfähigkeit von Erregern
- **Resistenz** = Unempfindlichkeit gegen einen Wirkstoff oder ein Keimschädigungsverfahren

Möglichkeiten

- Desinfektionsmethoden
- laufende Desinfektion
- Schlußdesinfektion
- Händedesinfektion
- Materialvorbereitung zur Sterilisation
- Sterilisationsmethoden
- Umgang mit sterilem Material

NOTIZEN

_____

_____

_____

_____

Desinfektionsmethoden

- **physikalische Desinfektion**
- Ausglühen (z. B. Impflanzette)
- Verbrennen (z. B. Einwegmaterial)
- Abflammen (z. B. Reagenzglasrand)
- Auskochen (nicht empfehlenswert)
- strömender und leichtgespannter Dampf im Dampfdesinfektionsapparat (z. B. Matratzen)
- bewegte Heißluft (z. B. Bücher, Lederwaren)
- UV-Strahlen (z. B. Raumluftdesinfektion)
- **chemische Desinfektion**

- Oxydationsmittel (Ozon, Kaliumpermanganat, Wasserstoffsuperoxid)
- Halogene (Chlor, Chlorkalk, Chlorkalkmilch, Chloramin, Jod, Brom)
- Metalle (Sublimat, Silber)
- Laugen (Ätzkalk, Kalkmilch)
- Soda
- Alkohol
- Formaldehyd, Formalin
- Phenole, Kresole
- halogenierte Phenole
- Triäthylenglykol (TAG)
- Äthylenoxid

Beachte

1. **Einwirkzeit**
2. **Mittel- und Erregerwirksamkeit**
3. **Konzentration**

NOTIZEN

_____

_____

_____

_____

Laufende Desinfektion

Sinn

- laufende Desinfektionsmaßnahmen während des Bestehens einer Infektionskrankheit
- ständig durchgeführte Desinfektionsmaßnahmen auf Allgemeinstationen (Sanitation) zur Verhinderung einer Keimverbreitung

Planung

- Desinfektionspläne erstellen
- Aufstellung von Hygieneregeln (z. B. Hauben, Haarschutz, Kleidung, Schutzkleidung, Handschuhe, Überschuhe, Mundschutz, kein Tragen von Schmuck und Nagellack, Einmalhandtücher, Seifenspender usw.)

Durchführung

- **Desinfektion infektiöser Ausschei- dungen** (z. B. Stuhl, Urin, Sputum, Erbrochenes, Sekrete)
- **Flächendesinfektion** (z. B. Fußböden, Flure, Treppen, Aufzüge, Toiletten, Naß- zellen, Dienstzimmer, Stationsneben- räume, Desinfektionsmatten, Fenster- bänke, Wände, Schränke)
- **Desinfektion von Gebrauchsgegen- ständen** (z. B. Blutdruckgeräte, Stethoskope, Tabletts, Telefone, Infusionsständer, Fieberthermometer, Urinflaschen, Steckbecken, Nacht- stühle, Nierenschalen, Waschschüs- seln, Visitenwagen, Wäschewagen, Lagerungsmaterial, Eisblasen, Wärm- flaschen, Türklinken, Lichtschalter, Wasserhähne, Betten, Nachtschränke)
- **Desinfektion von Geräten im Aseptor** (z. B. Respiratoren, Narkosegeräte, Sauerstoffgeräte, Inhalationsapparate und deren Zubehör)
- **Desinfektion der Raumluft** (z. B. UV-Bestrahlung, Triäthylenglykol, Klimaanlage)
- **Desinfektionsmaßnahmen am Patienten** (z. B. Hautdesinfektion, desinfizierendes Bad)

Beachte

1. **Desinfektionspläne und Hygiene- regeln beachten**
2. **regelmäßige Händedesinfektion**
3. **Vermeidung von Schmierinfektionen durch sauberes Arbeiten**
4. **Handschuhe und Schutzkleidung benutzen**
5. **geeignete Desinfektionsmittel benutzen (Desinfektionsmittelliste des Bundesgesundheitsamtes)**
6. **frische Desinfektionslösung für jedes Zimmer oder 2-Eimer-Methode**
7. **Einwirkzeiten und erforderliche Konzentrationen beachten**
8. **regelmäßig alle Flächen in Patien- tenzimmern und Funktionsräumen**

absprühen oder abwaschen/ scheuern
9. **Anfeuchtbehälter an Respiratoren, Sauerstoffgeräten und Inhalations- apparaten täglich desinfizieren**
10. **infiziertes Einmalmaterial sofort in verschließbare Abfallbehälter**
11. **Instrumente etc. sofort in Abwurf- behälter mit Desinfektionslösung**
12. **Infektionswäsche in keimdichte Wäschesäcke**
13. **staubfreies Arbeiten**

NOTIZEN

_____
_____
_____
_____
_____

Schlußdesinfektion

Sinn

- Raum- und Inventarentseuchung nach Entlassung, Verlegung, Genesung oder Tod des (an einer Infektionskrankheit) Erkrankten
- zwischenzeitliche Maßnahme auf Normalstationen zur Unterstützung der laufenden Desinfektion

Vorbereitung

- **Vorbereitung des Zimmers**
- alle Gegenstände müssen im Raum verbleiben (auch Kleidung etc. des Patienten)
- große Oberflächen schaffen (Schränke und Schubladen öffnen, Matratzen hochkant stellen; Lagerungshilfsmittel, Decken und Kissen ausbreiten bzw. aufhängen)
- evtl. Beatmungsgeräte in Funktion setzen
- Abdichten des Raumes
- Hinweisschild „Schlußdesinfektion" anbringen

Durchführung

- **Raumdesinfektion erfolgt durch den staatlich geprüften Desinfektor**
- Schlußdesinfektion nach Flügge (Formalinverdampfung und anschließende Neutralisation durch Ammoniakverdampfung)
- Schlußdesinfektion durch Sprühdesinfektion mit Formalin
- Schlußdesinfektion durch Vernebelung von Formalin oder anderen geeigneten Mitteln (z. B. Mikrojet-Gerät)
- Schlußdesinfektion durch Kaltvernebelung von Formalin (z. B. Aerosolzentrifuge)
- Einhalten der vom Desinfektor festgelegten Einwirkzeit (ca. 6 Std.)

Nacharbeiten

- nach Ende der Einwirkzeit gründliche Lüftung des Raumes
- anschließende Scheuerdesinfektion mit geeigneten Desinfektionsmitteln
- Herrichten des Zimmers für Neubelegung

Beachte

1. **Infektionskranke werden vor der Entlassung gebadet und erhalten frische Kleidung**
2. **bei fehlender Indikation zur Formalin-Schlußdesinfektion nach Flügge ist wenigstens eine Sprüh-Scheuerdesinfektion durchzuführen**
3. **evtl. Klimaanlage für das entsprechende Zimmer ausschalten**
4. **richtige Vorbereitung des Zimmers**
5. **Einwirkzeit beachten**
6. **Nebenräume ebenfalls regelmäßig einer Schlußdesinfektion unterziehen**
7. **gründliche Scheuerdesinfektion (Formalinrückstände bewirken allergische Reaktionen)**

_____

_____

_____

_____

_____

Händedesinfektion

Sinn

- Vernichtung von pathogenen Keimen (Anflugkeime) nach Kontaminationen
- Reduzierung der Stammkeime (Haftkeime) im Rahmen der Operationsvorbereitung

Vorbemerkungen

- **hygienische Händedesinfektion**
- nach Umgang oder Kontakt mit infektiösem Material
- nach Kontakt mit einem infektiösen Patienten
- vor und nach jedem Verbandwechsel (Verbandvisite)
- vor und nach bestimmten Tätigkeiten am Patienten (z. B. Blasenspülung, Punktionen, Katheterismus, Einlauf, Trachealtoilette)
- zwischenzeitliche Händedesinfektion (ohne Waschung) zur Keimreduzierung
- **chirurgische Händedesinfektion**
- Vorbereitung der Hände auf jeden chirurgischen Eingriff

Durchführung

- **hygienische Händedesinfektion**
- erst desinfizieren – dann waschen
- z. B. 3 ml Sterillium über 30 Sekunden einreiben – dann waschen
- **chirurgische Händedesinfektion**
- Hände und Unterarme erst waschen – dann desinfizieren
- nach dem Waschen sterile Handtücher benutzen

Beachte

1. nach hygienischer Händedesinfektion Einmalhandtücher
benutzen
2. Spenderflasche benutzen
3. Hände auch zwischen den Fingern
desinfizieren und reinigen
4. Keimübertragungen finden haupt-
sächlich durch die Hände des
Klinikpersonals statt

NOTIZEN

_____

_____

_____

_____

Beachte

1. unsterile, zur Aufarbeitung bereit-
stehende Materialien als
„unsteril" kennzeichnen
2. Kontakt zwischen unsterilem und
sterilem Material vermeiden
3. sterile und unsterile Bereiche in der
Zentralsterilisation

NOTIZEN

_____

_____

_____

_____

Materialvorbereitung zur Sterilisation

Sinn

- Erreichung des Sterilisationseffektes
(vollkommene Keimabtötung)

Durchführung

- Verbandstofftrommeln nur locker und
zu ⅔ füllen
- nur geeignetes und intaktes Verpackungsmaterial benutzen (bakterien-
undurchlässig, hitze- und dampfdurch-
lässig)
- verschmutzte und infizierte Materialien
erst desinfizieren, dann reinigen
- blut- und sekretbehaftete Instrumente
in eiweißspaltende Lösungen legen
- Glasspritzen müssen zerlegt und
trocken sein („200 Grad C"-Vermerk)
- optische Geräte nur einer Kaltsterilisation unterziehen
- Textilien, Gummi, Kunststoffe nicht
mit Heißluft sterilisieren
- unsteriles Sterilisiergut mit entsprechendem Indikator-Sterilisations-
klebeband versehen

Sterilisationsmethoden

- **Heißluft-Sterilisation** (bewegte
Heißluft)
- Sterilisationszeit bei 180 Grad C
= 30 Minuten
- für Instrumente, Glaswaren, Porzellan,
Keramik (thermostabil)
- nicht für Gummiartikel, Plastik,
Textilien, Papierwaren und optische
Instrumente (thermolabil)
- Sterilisiergut bleibt während der Abkühl-
zeit im geschlossenen Sterilisator
- Sterilisierkammer nicht überfüllen
(freie Luftzirkulation)
- regelmäßige Temperaturkontrollen
- **Dampfsterilisation**
- gespannter und gesättigter Wasserdampf
- Sterilisationszeit bei 120 Grad C und
1 atü (1 bar) = 15 Minuten
- Sterilisationszeit bei 134 Grad C und
2,2 atü (2,2 bar) = 5 Minuten
- Gesamtbetriebszeit des Autoklaven
setzt sich zusammen aus Anheizzeit,
Ausgleichzeit, Sterilisationszeit, Abkühl-
zeit (einschließlich Vor- und Nach-
vakuum)
- für Instrumente, Textilien, Gummiwaren,
Glas, Porzellan, Keramik, Flüssigkeiten

- nicht für optische Instrumente und bestimmte Kunststoffe
- Sterilisierkammer nicht überfüllen (Ausgleichzeit!)
- bei Sterilisation von Flüssigkeiten keinen Druckausgleich und kein Öffnen der Sterilisationskammer, bevor Temperatur nicht unter 100 Grad C abgesunken ist
- Druck, Temperatur und Wasserstand beachten
- **Gassterilisation**
- durch Äthylenoxid (15 % Äthylenoxid und 85 % CO_2)
- Sterilisationszeit bei 55 Grad C und 5,8 atü (5,8 bar) = 60 Minuten
- zur Sterilisation von Herzschrittmachern, Kathetern, optischen Instrumenten u. ä.
- Sterilisiergut kann vorher in Kunststoffbeutel versiegelt werden und ist nach der Sterilisation bis zur Wiederverwendung gegen Kontamination geschützt
- **Kaltsterilisation** (für thermolabile Materialien)
- Formaldehyd
- Glutaraldehyd
- Kathodenstrahlen
- Gammastrahlen

Beachte

1. **regelmäßige Funktionskontrollen mit Sporenpäckchen**
2. **Sterilisierzeit einhalten**
3. **Druck und Temperatur (Manometerkontrolle)**
4. **nur sauberes, evtl. desinfiziertes Sterilisiergut sterilisieren (keine Blut- und Eiterrückstände)**
5. **bei Verwendung von Formaldehyd und Glutaraldehyd müssen Augen und Hände geschützt werden**

NOTIZEN

_____

_____

_____

_____

Umgang mit sterilem Material

Sinn

- Wahrung der Sterilität
- Schutz vor Kontamination

Durchführung

- niemals mit dem Rücken zu sterilen Materialien stehen
- niemals über ausgebreiteten sterilen Materialien sprechen
- immer ausreichenden Abstand zu sterilen Materialien einhalten
- immer Kontaminationen zwischen sterilen und unsterilen Materialien vermeiden
- Durchzug und starke Luftbewegungen vermeiden (Staub)
- **Trommeln und Kästen**
- Ränder und Kanten (innen) sind als kontaminiert anzusehen
- nie offen stehen lassen, wenn sie sterile Materialien enthalten
- Materialentnahme aus Trommeln oder Kästen nur mit sterilen Greifinstrumenten (ohne Berührung der Kanten)
- nicht täglich benutzte Trommeln oder Kästen wöchentlich übersterilisieren (Sterilisationsdatum)
- unsteril gewordene Behälter immer als solche kennzeichnen
- Behälterdeckel immer mit der Oberseite nach unten ablegen
- Trommeln und Kästen trocken und kühl aufbewahren
- **Spritzen und besondere Geräte**
- erst zum Gebrauch zusammensetzen
- Greifinstrumente benutzen oder mit sterilen Handschuhen arbeiten
- selten benutzte Geräte oder Bestecke (Punktionsmaterial), wöchentlich übersterilisieren
- immer mit Sterilisationsdatum versehen
- immer sterile Arbeitsflächen schaffen (Abdecktuch), wenn sterile Materialien

aufgebaut oder vorbereitet werden
(z. B. Punktionen)
- **steril verpackte Einmalartikel**
- immer an den vorgesehenen Stellen
  aufreißen oder durchdrücken
- Einmalspritzen zuerst mit dem Stempel
  aus der Verpackung drücken
- Verfallzeit beachten
- Verpackungsmaterial muß trocken und
  unbeschädigt sein
- angebrochene Packungen verwerfen
  oder neu verpackt sterilisieren
- **Standgefäße und Greifinstrumente**
- Gefäß und Instrument in der richtigen
  Relation
- nicht mehr als 2 Greifinstrumente
  in einem Gefäß
- täglich mindestens einmal sterilisieren
- evtl. $\frac{1}{3}$ Füllung mit entsprechendem
  Desinfektionsmittel
- Griff des Instrumentes und oberer
  Rand des Standgefäßes sind nicht steril
- Greifinstrumente mit der Spitze nach
  unten über einer Schale abtropfen
  lassen

Beachte

1. **Sterilitätswahrung nur bei sach-
   gemäßem Umgang**
2. **bei Erkältung Mundschutz tragen**
3. **sterile Greifinstrumente benutzen**
4. **Händedesinfektion**
5. **Standgefäße sind keine Aufbe-
   wahrungsbehälter für Instrumenten-
   vorrat**
6. **Regeln der Asepsis bei Verbandwechsel**

NOTIZEN

_____

_____

_____

_____

4
Kontrakturen-
prophylaxe

Zweck

- Verhinderung einer Gelenkfehlstellung
- Erhaltung der physiologischen Gelenk-
  funktionen

Vorbemerkungen

- unsachgemäße Lagerung und längere
  Inaktivität des Bewegungsapparates
  führen zu Versteifungen und Fehl-
  haltungen
- **bevorzugtes Auftreten bei**
- Patienten mit degenerativen oder entzündlichen Gelenkerkrankungen
- Patienten mit Nerven- oder Quer-
  schnittslähmungen
- Patienten mit Verbrennungen
- bewußtlosen Patienten
- langzeitbeatmeten Patienten
- Patienten mit stark reduziertem
  Allgemeinzustand
- Patienten in Gips-, Schienen- und
  Streckverbänden
- **typische Krankheitszeichen sind**
- Zwangshaltung
- schmerzhafte Bewegungs-
  einschränkung
- unharmonischer Bewegungsablauf

Möglichkeiten

- Lagerung
- aktive und passive Bewegungsübungen

NOTIZEN

_____

_____

_____

_____

Lagerung

Sinn

- Erhaltung einer möglichst optimalen Gebrauchsfähigkeit

Material

- Lagerungshilfsmittel (Schaumstoff, Hirsekissen, Sandsäcke, Roßhaarkissen, Fußstütze, Brett als Matratzenunterlage)

Durchführung

- **bei Patienten ohne Gegenindikation Umlagerung der Extremitäten in zweistündlichem Rhythmus**
- Schultergelenke abwechselnd in Abspreizung 30 Grad und Abspreizung 90 Grad
- Ellenbogengelenke abwechselnd in Streckstellung und 90 Grad Beugung
- Handgelenke abwechselnd in Streckung und Beugung
- Fingergelenke abwechselnd in Streckung und Beugung
- Hüftgelenke abwechselnd in 180 Grad Streckung und leichter Beugung
- Kniegelenke abwechselnd in 180 Grad Streckung und leichter Beugung
- Fußgelenke abwechselnd in Streckung und Beugung
- möglichst in Kombination mit aktiven und passiven Bewegungsübungen
- **bei Patienten mit Gegenindikationen** (Verbrennungen, Gelenkerkrankungen, Frakturen usw.) **Lagerung in physiologischer Mittelstellung** (physiologische Mittelstellung = Lage der Gelenke, die bei evtl. Versteifung noch größtmögliche Arbeitsverrichtungen ermöglicht)
- Oberarm in 30 Grad Abspreizstellung
- Unterarm in 80 Grad Beugestellung, leicht erhöht

- Handgelenke überstreckt, Handrücken nach oben
- Fingergelenke leicht gebeugt (Gummiball oder Schaumstoff in die Hand geben)
- Hüftgelenke gestreckt (Brett unter die Matratze)
- Kniegelenke gestreckt (u. U. kurzfristig Knierolle)
- Fußgelenke in rechtwinkeliger Stellung (Spitzfußprophylaxe) unter Vermeidung einer Außen- oder Innenrotation

Beachte

1. **Sonden, Katheter und Infusionssysteme**
2. **Lagerung entsprechend dem Zustand des Patienten (ärztliche Anordnung)**
3. **möglichst frühzeitige und regelmäßige passive Durchbewegung aller Gelenke**
4. **Patienten zur Mitarbeit aktivieren**

NOTIZEN

Aktive und passive Bewegungsübungen

Sinn und Durchführung

- siehe Mobilisation (Kap. B 5)

NOTIZEN

5
Mobilisation

Zweck

- Thromboseprophylaxe
- Kreislaufaktivierung
- Förderung der Selbständigkeit des Patienten
- Hebung des Selbstwertgefühls

Vorbemerkungen

- **Vertrauensbasis zum Patienten schaffen**
- Besprechung aller Maßnahmen von Anfang an
- Änderungen der Maßnahmen oder Techniken besprechen
- Patienten nicht körperlich überfordern
- jeweilige Zielpunkte so stecken, daß für den Patienten erreichbar
- jeden kleinsten Fortschritt belobigen
- zwischenzeitlich immer wieder ermuntern und anspornen
- keine markigen Durchhalteparolen
- keine Ungeduld zeigen
- **Sicherheit des Patienten nicht gefährden**
- bestimmte Maßnahmen mit zwei Pflegepersonen durchführen (u. U. Anwesenheit des Arztes)
- Umfang, Zeitpunkt und Dauer einer Maßnahme hängen vom Krankheitsbild und Zustand des Patienten ab
- Vormittage sind wegen Leistungshoch besonders geeignet
- grundsätzliche Vitalwertkontrollen vor, während und nach einer Maßnahme

Möglichkeiten

- aktive Bewegungsübungen im Bett
- passive Bewegungsübungen im Bett
- erstes Sitzen des Patienten im Bett
- erstes Sitzen des Patienten auf der Bettkante
- erstes Aufstehen des Patienten
- erstes Sitzen des Patienten im Sessel
- erstes Gehen des Patienten mit Unterstützung

NOTIZEN

_____

_____

_____

_____

Aktive Bewegungsübungen im Bett

Sinn

- Hebung des Muskeltonus
- Verbesserung des venösen Rückflusses
- Thromboseprophylaxe
- Kontrakturenprophylaxe
- Dekubitusprophylaxe

Vorbereitung

- Bettdecke evtl. gegen leichtes Laken austauschen
- evtl. Schienen oder Verbände lösen
- bequeme Lage ermöglichen
- Schlauchsysteme und Verbände (Wunden) beachten
- Übungen dem Patienten erklären
- Zahl der Übungen und Dauer angeben
- Analgetikum bereithalten (ärztliche Anordnung)

Durchführung

- Patient muß alle Gelenke (aller Extremitäten) mehrmals täglich selbst bewegen
- Flexion, Extension, Supination, Pronation, Abduktion, Adduktion, Rotation
- Übungen mit langsamem Tempo beginnen
- Tempo innerhalb der Übungen variieren

- Patient kann auf Anordnung Hilfs-
  mittel benutzen (Hantel, Druck- und
  Zuggeräte, Gummiball)
- Übungen immer auf Möglichkeiten und
  Fähigkeiten des Patienten abstimmen
- Pflegepersonal überwacht die Durch-
  führung (leistet am Anfang evtl. Hilfe-
  stellung)

Beachte

1. **Krankheitsbild und Zustand des
   Patienten sind maßgebend**
2. **Dokumentation**

NOTIZEN

_____

_____

_____

_____

Passive Bewegungsübungen

Sinn

- Lockerung des Gewebes bei Bewußtlosen und Gelähmten
- vorsichtige Lockerung der Gelenke
  nach langer Inaktivität
- Thromboseprophylaxe

Durchführung

- mindestens einmal täglich werden
  Gelenke durch Pflegeperson oder
  Krankengymnastin bewegt
- Beugung und Streckung der Finger,
  Drehung der Handgelenke, Beugung
  und Streckung der Unterarme, Drehung
  der Schultergelenke
- im gleichen Aufbau die unteren
  Extremitäten
- Übungen schonend durchführen
- wenn möglich, muß immer spätere
  aktive Mitarbeit des Patienten ange-
  strebt werden

Beachte

1. **wenn möglich, während der Übungen
   Kommunikation mit dem Patienten**
2. **jeden Griff erläutern, immer wieder
   Mut machen**
3. **Patienten sind während dieser Zeit
   sehr auf Pflegepersonen angewiesen
   (Phase der Hilflosigkeit)**
4. **Dokumentation**

NOTIZEN

_____

_____

_____

_____

Erstes Sitzen des Patienten im Bett

Sinn

- Vorbereitung auf weitergehende
  Schritte der Mobilisation (Sitzen auf der
  Bettkante, Aufstehen und Gehen)

Durchführung

- Übungen dem Patienten erklären
- Patienten entsprechend vorbereiten
- Schienen und Verbände ggf. entfernen
  oder lösen
- Schlauchsysteme beachten
- Patient setzt sich mit Hilfe zweier
  Pflegepersonen
- Patient richtet sich selbst auf
  (mit Assistenz)
- gleichzeitig kann Hautinspektion des
  Rückens vorgenommen werden
- Dauer der Mobilisation richtet sich
  nach dem Zustand des Patienten
- langsame Steigerung der Sitzdauer

Beachte

1. **Vitalwertkontrollen**
2. **Dauer und Steigerung der Übung
   evtl. auf ärztliche Anordnung**

NOTIZEN

Erstes Sitzen des Patienten auf der Bettkante

Sinn

- Gewöhnung des Körpers an erhöhte Kreislauftätigkeit
- Vorbereitung auf Lauftraining

Vorbereitung

- Übung dem Patienten erklären
- Beine wickeln
- Pulskontrollen und Blutdruckkontrollen
- wenn langfristiges Sitzen geplant, entsprechend anziehen
- Tisch, Schelle und erwünschte Gegenstände in erreichbarer Nähe
- bei kurzfristigem Sitzen ist die Präsenz einer Pflegeperson notwendig

Durchführung

- Patienten durch Dreh- und Hebebewegung auf die Bettkante setzen
- zum Bewegen der Zehen und Beine auffordern
- zwischenzeitliche Pulskontrollen

NOTIZEN

Erstes Aufstehen des Patienten

Vorbereitung

- immer mit Hilfe und Unterstützung des Pflegepersonals (nie allein)
- Übung und Ablauf dem Patienten erklären
- kurz vor dem Aufstehen Vitalwerte überprüfen
- Patienten entsprechend anziehen

Durchführung

- zuerst Sitzen auf der Bettkante
- Aufstehen des Patienten (zwei Pflegepersonen)
- nach kurzer Pause – Pulskontrolle – erste Schrittversuche
- Patienten während des Gehens loben und ermuntern
- nicht länger als zwei bis drei Minuten gehen
- wenn Patient kollabiert – Ruhe bewahren
- entweder sofort zum Bett zurücktragen oder flach auf den Boden legen – Stationsruf – Arztruf – Schocklage
- sofort Vitalwerte überprüfen

Beachte

1. **Lauftechnik und Aufstehen können u. U. schon präoperativ geübt werden**
2. **Patienten nicht antreiben oder mit markigen Parolen zum Durchhalten auffordern**
3. **Schlauch- und Drainagesysteme**
4. **zwischenzeitliche Pulskontrollen**
5. **Dokumentation**

NOTIZEN

Erstes Sitzen des Patienten im Sessel

Sinn

- Erlangung der Selbständigkeit
- Schaffung normaler Lebensgewohnheiten

Vorbereitung

- Übung und Ablauf dem Patienten erklären
- Patienten entsprechend anziehen

Durchführung

- Patienten unter Mithilfe einer zweiten Pflegeperson in den Sessel setzen (bis zum sicheren Sitzkontakt festhalten)
- Tisch, Schelle und erwünschte Gegenstände in erreichbarer Nähe
- häufig nach dem Patienten sehen (Pulskontrollen)

Beachte

1. **Dauer des Sitzens je nach Zustand des Patienten täglich steigern**

NOTIZEN

Erstes Gehen des Patienten mit Unterstützung

Sinn

- Kreislaufmobilisation
- Thromboseprophylaxe
- Vorbereitung auf das freie Gehen (Gehsicherheit)

- für den Patienten wichtiger Abschnitt im Genesungsprozeß

Vorbereitung

- Patienten das Vorhaben genau erklären
- Patienten ankleiden (Schuhe nicht vergessen)
- Vitalwerte überprüfen
- evtl. zweite Pflegeperson benachrichtigen

Durchführung

- **Gehen neben dem Patienten**
- je nach Zustand des Patienten mit einer oder zwei Pflegepersonen
- Stützung durch Griff an Unter- und Oberarm (Achsel)
- Gehen vor oder hinter dem Patienten, wegen zu großer Risiken nicht empfehlenswert

Beachte

1. **Patienten während und nach der Übung loben**
2. **wenn Patient kollabiert, Flachlagerung auf dem Boden (Notruf)**
3. **Vorsicht bei ängstlichen, unsicheren, gelähmten und kreislaufabilen Patienten**
4. **Vitalwertkontrollen**
5. **Dokumentation**

NOTIZEN

6
Parotitisprophylaxe

Zweck

- Verhinderung einer Parotitis
- Verhinderung einer aufsteigenden Infektion

- Verhütung von Speichelsteinen
- Anregung der Speichelsekretion

Vorbemerkungen

- **bevorzugtes Auftreten bei**
- Patienten nach Operationen
- Patienten mit Null-Diät
- Bewustlosen, Intubierten und Tracheotomierten
- Patienten mit reduziertem Allgemein- zustand
- **typische Krankheitszeichen sind**
- Schwellung der Ohrspeicheldrüsen
- starke Schmerzen
- evtl. Kieferklemme

Möglichkeiten

- Mundpflege
- Anregung der Kautätigkeit
- Massage
- Bestrahlung

NOTIZEN

_____

_____

_____

_____

Mundpflege

Sinn und Durchführung

- siehe Mundpflege (Kap. B 7)

NOTIZEN

_____

_____

_____

_____

Anregung der Kautätigkeit

Durchführung

- Patienten, wenn möglich, auf Kaugummi, Zwieback, Dörrobst oder Zitronenscheiben kauen lassen
- evtl. Fruchtsäfte verabreichen (je nach Zustand)

NOTIZEN

_____

_____

_____

_____

Massage

Durchführung

- Wangenmuskulatur in Höhe der Kiefer- gelenke gut durchmassieren
- Kiefergelenke durch Herunterdrücken des Unterkiefers mobilisieren (Verhinderung einer Kieferklemme)

NOTIZEN

_____

_____

_____

_____

Bestrahlung

Sinn und Durchführung

- siehe Physikalische Therapie

NOTIZEN

_____

_____

_____

_____

7
Soorprophylaxe

Zweck

- Erhaltung einer intakten Mundschleimhaut
- Vermeidung von Infektionen (Soorpilz)
- beschwerdefreie Nahrungsaufnahme

Vorbemerkungen

- **Mundschleimhauterkrankungen wie**
- Soormykose
- Stomatitis
- Rhagaden
- Herpes labialis
- werden begünstigt durch nicht oder mangelhaft durchgeführte Mundpflege
- **bevorzugtes Auftreten bei**
- reduziertem Allgemein- und Ernährungszustand
- Sondenernährung
- Nahrungskarenz
- Verletzungen im Mund-Kiefer-Bereich
- Bewußtlosen (intubierte und tracheotomierte Patienten)
- Mundatmung
- hohem Fieber
- Antibiotikatherapie
- **typische Krankheitszeichen**
- weißliche, kleinfleckige bis flächenhafte Beläge = Soor
- brennender Schmerz, geschwollene und gerötete Schleimhäute, Auftreten von Aphthen mit weißlichem Belag = Stomatitis
- schmerzhafte Risse an den Lippen = Rhagaden
- schmerzhafte Bläschen und Krusten an den Lippen = Herpes labialis

Möglichkeiten

- Mundpflege durch den Patienten
- Mundpflege durch das Pflegepersonal
- Behandlung mit speziellen Medikamenten
- Absaugen des Mund-Rachen-Raumes

NOTIZEN

Mundpflege durch den Patienten

Sinn

- Hebung des Wohlbefindens
- Mundhygiene

Planung

- Patienten Gelegenheit geben, vor dem Frühstück und nach jeder Mahlzeit die Zähne zu putzen, Prothesen zu reinigen und den Mund zu spülen
- Prothesen nach Möglichkeit über Nacht in einen Spezialreiniger legen
- Durchführung der Munddusche

NOTIZEN

Mundpflege durch das Pflegepersonal

Sinn

- frühzeitige Durchführung verhindert Mundschleimhautveränderungen

Planung

- Mundpflege alle 2 Std. bzw. nach jeder Nahrungsaufnahme

Material

- Spülflüssigkeit (evtl. angeordnet) wie Kamille, Salbei, Myrrhentinktur, Mundwasser
- zur Borkenlösung Wasserstoffsuperoxid, Bepanthen, Hextril, Merfen-Glycerin, Borax-Glycerin, synthetischer Speichel
- fettende Creme zur Lippenpflege
- Péan-Klemme mit eingeklemmtem Tupfer
- Mundspatel
- Handschuhe
- Nierenschalen
- Taschenlampe

Durchführung

- Patienten über Vorhaben informieren
- eingeklemmten Tupfer mit Spül- oder Reinigungslösung anfeuchten (nicht zu naß) und Zunge, Gaumen, Zähne und Wangenschleimhaut gründlich und vorsichtig auswischen
- für jeden Reinigungsvorgang frischen Tupfer benutzen
- wenn möglich Nachspülen, sonst Nachwischen mit Spülflüssigkeit
- Lippen und evtl. Zunge und Mundschleimhaut einfetten

Beachte

1. **Lösung immer frisch zubereiten**
2. **tägliche Inspektion des Mund-Rachen-Raumes mit Spatel und Taschenlampe**
3. **bei wachen Patienten Geschmack berücksichtigen (Zitronenzusatz)**
4. **Lageveränderungen des liegenden Tubus bei Intubierten**
5. **Infektionsprophylaxe**
6. **Dokumentation**

NOTIZEN

_____

_____

_____

_____

Behandlung mit speziellen Medikamenten

Sinn

- Behandlung bestehender Mundschleimhauterkrankungen

Durchführung

- **je nach Anordnung bei**
- Soormykosen: Einpinseln mit Moronal oder Gentianaviolett
- Stomatitis: Einpinseln mit Myrrhentinktur oder Procain-Lösung, Pantocain-Lutschtabletten gegen Schmerzen
- Rhagaden: Eincremen mit Vitamin-B-haltigen Salben
- Herpes labialis: Gurgeln mit Liquor Fowleri, Kamillosan, Einsprühen mit Terracortil

NOTIZEN

_____

_____

_____

_____

Absaugen des Mund-Rachen-Raumes

Sinn

- Sekretabsaugung
- Vermeidung einer Aspiration
- Vermeidung einer Infektion

Planung

- **Durchführung nach Notwendigkeit bei**
- Intubierten
- Tracheotomierten
- Patienten mit reduziertem Allgemeinzustand
- Bewußtlosen

- Narkotisierten
- Patienten, die den Mund nicht öffnen können (Gesichts-Kieferverletzungen)

Material

- Absauggerät
- sterile Absaugkatheter
- sterile Handschuhe
- sterile Kochsalzlösung zum Anfeuchten und Durchspülen des Katheters
- Abwurfgefäß mit Desinfektionslösung

Durchführung

- Patienten nach Möglichkeit informieren
- Sauger anschließen
- Katheter durch Y-Stück mit Absaugsystem verbinden
- angefeuchteten Katheter mit sterilen Handschuhen ohne Sog in den Mund einführen
- durch Verschließen des Y-Stückes Mund und Rachenraum fraktioniert absaugen
- wenn Mund nicht geöffnet werden kann, Mund und Rachenraum über die Nase absaugen (unterer Nasengang)

Beachte

1. **nicht länger als maximal 15 Sekunden absaugen**
2. **kein Stochern mit dem Katheter (Schleimhautverletzungen im Mund-Rachen-Nasen-Raum)**
3. **Infektionsprophylaxe**
4. **Dokumentation**

NOTIZEN

8 Thromboseprophylaxe

Zweck

- Verhinderung einer Thrombenbildung

Möglichkeiten

- Frühmobilisation
- Wickeln der Beine
- entstauende Lagerung
- Sohlendruck
- medikamentöse Prophylaxe

NOTIZEN

Frühmobilisation

Sinn und Durchführung

- siehe Mobilisation (Kap. B 5)

NOTIZEN

Wickeln der Beine

Sinn

- Verbesserung des venösen Rückflusses aus den tiefen Venen
- Komprimierung der dilatierten oberflächlichen Venen

Durchführung

- entstauende Lagerung
- Ausstreichen der oberflächlichen
  Venen herzwärts (erst Oberschenkel,
  dann Unterschenkel)
- Wickeln mit elastischen Binden
  (am Fuß beginnend, Zehen freilassen,
  Ferse einbeziehen, je nach ärztlicher
  Anordnung nur Unterschenkel oder
  Unterschenkel und Oberschenkel)
- Gummistrümpfe und Zinkleimverbände
  werden häufig bevorzugt

Beachte

1. **zu festes Wickeln vermeiden
   (Stauungen)**
2. **Dokumentation**

NOTIZEN

Entstauende Lagerung

Sinn

- Verbesserung des venösen Rückflusses

Durchführung

- Fußteil des Bettes erhöhen
- Lagerung der Unterschenkel auf
  Schaumstoffkissen
- Beine nicht überkreuzen

Beachte

1. **keine zu starke Beugung im Knie-
   und Hüftgelenk**
2. **zwischenzeitliche Beinhochlagerung
   bei thrombosegefährdeten Aufsteh-
   patienten**

NOTIZEN

Sohlendruck

Sinn

- Erhöhung des Muskelspannungs-
  zustandes (Förderung des venösen
  Rückflusses)

Durchführung

- bewegliche Fußstütze oder Bettkiste
- Bettzügel (Fußexpander)

Beachte

1. **Fuß muß im rechten Winkel zur
   Fußstütze stehen**

NOTIZEN

Medikamentöse Prophylaxe Antikoagulantientherapie

Sinn

- Verabreichung von gerinnungshem-
  menden Substanzen zur Beeinflussung
  der intravasalen Gerinnungsfähigkeit
  des Blutes

Vorbemerkungen

- **Heparine** (z. B. Liquemin) hemmen die
  Retraktion (Nachphase der Gerinnung),
  lösen eine Thrombozyteninsuffizienz
  aus und hemmen weitere Enzyme

- sofortiger Wirkungseintritt
- Verabreichungsart – intravenös, intramuskulär oder subcutan
- spezielle Indikation (Einleitung der Antikoagulantientherapie, zur Zeitüberbrückung, bis die Kumarine wirksam werden)
- Kontrolle durch Thrombinzeit (Heparin-Quick)
- Antagonist → Protaminsulfat 1%ig (i.v. oder i.m.)
- Nebenwirkungen (z. B. Blutungen, Haarausfall, Allergien)

- **Kumarine** (z. B. Marcumar) hemmen die Prothrombinbildung durch Verdrängung des Vitamin-K aus seinen Verbindungen
- Wirkungseintritt nach ca. 12 Stunden, maximale Wirkung nach ca. 24–36 Std.
- Verabreichungsart als ¼, ½ und 1 Tablette
- spezielle Indikation (zur Langzeittherapie)
- Kontrolle durch Prothrombinzeit (Quick-Wert)
- Antagonist → Vitamin-K (z. B. Konakion oral, i.m. und i.v.)
- Nebenwirkungen (z. B. Blutungen, Haarausfall, hämorrhagische Hautnekrosen)

Durchführung

- **Marcumar-Verabreichung**
- gründliche Information des Patienten und Förderung der Selbstbeobachtung
- Bestimmung der Blutgruppe und des Gerinnungsstatus
- Information des gesamten Pflegepersonals (auch Nachtwache)
- Anlage eines Dokumentationsblattes
- die jeweilige Dosisanordnung muß schriftlich erfolgen
- die Verabreichung muß immer zum gleichen Zeitpunkt erfolgen
- die Einnahme der Tabletten erfolgt unter Aufsicht

- die Verabreichung muß dokumentiert werden (doppelte Verabreichung, Verabreichung vergessen)
- genaue Beobachtung des Patienten (Erkennung von Schleimhautblutungen aus Mund, Nase, Nieren, Blase und Darm)
- plötzlich auftretende Schmerzzustände melden (Lendenbereich)
- i.m. Injektionen sind zu vermeiden
- Antagonisten müssen bekannt sein (auch Standort bei Notfall)
- bestimmte Medikamente dürfen nicht verabreicht werden, z. B. Barbiturate, Salicylate (Anordnung des Arztes)

- frisches Gemüse führt zur Verringerung der spezifischen Wirkung durch Vitamin-K-Gehalt
- die ärztlich angeordneten Quickwertkontrollen müssen pünktlich und exakt durchgeführt werden

Beachte

1. **orale Antikoagulantien täglich zur gleichen Zeit unter Aufsicht der Pflegeperson verabreichen (nach ärztl. Therapieplan)**
2. **intramuskuläre Injektionen vermeiden**
3. **Gefahr der Darm-, Nieren- und Mundschleimhautblutungen**
4. **genaueste Dokumentation**
5. **Heparinantagonist = Protaminsulfat**
6. **Cumarinantagonist = Vitamin K**
7. **vorgenannte Punkte haben keine Gültigkeit bei der Heparinsalbenanwendung**

NOTIZEN

_____
_____
_____
_____

C Basiswissen der Grundpflege und der Behandlungspflege

1
Arzneimittel (Umgang)

Zweck

- sichere Lagerung von Arzneimitteln
- Erkennung von Veränderungen
- sachgemäßer Umgang mit Arzneimitteln

Vorbemerkungen

Arzneimittelformen

- **Aerosole**
  Lösungen zur künstlichen Vernebelung (z. B. Inhalationen)
- **Ampullen, Infusionsflaschen**
  sterilisierte Arzneimittellösungen zur Injektion oder Infusion
- **Arzneimittelspezialitäten**
  von der pharmazeutischen Industrie hergestellte Arzneimittel (immer gleiche Konzentration und Zusammensetzung)
- **Balsame**
  dickflüssige Gemische aus Harzen und ätherischen Ölen (z. B. Perubalsam)
- **Dragees**
  Tabletten oder Pillen mit einem Zuckerüberzug
- **Emulsionen**
  milchähnliche Arzneimittelzubereitungen aus zwei oder mehreren Flüssigkeiten, die ineinander nicht löslich sind (z. B. Öl in Wasser)
- **Extrakte (Extracta)**
  konzentrierte Auszüge aus Arzneipflanzen in verschiedenen Eindickungsgraden (dünn, dick, trocken)

- **Granulate (Granula)**
  kleinkörnige Arzneimittelzubereitungen aus Pulver oder Pulvermischungen
- **Kapseln (Capsulae)**
  erbsen- bis bohnengroße, elastische Gelantinekapseln zur Umhüllung von Arzneimitteln mit unangenehmem Geschmack oder zur gezielten Wirkstoff-Freisetzung im Darmtrakt = „magensaftresistent" (z. B. zur oralen, rektalen oder vaginalen Anwendung)
- **Lösungen (Solutiones)**
  gleichmäßige Auflösung einer oder mehrerer fester Arzneisubstanzen (z. B. Salze) in einer Flüssigkeit (z. B. Augentropfen, Hustentropfen, Kampferspiritus = alkoholische Lösung, Essigsaure Tonerde = Liquor)
- **Mixturen (Mixturae), Suspensionen**
  Mischung löslicher und unlöslicher Arzneimittelsubstanzen in einer Flüssigkeit – trübe Arzneimischungen mit Bodensatz (z. B. Mixtura solvens, Mixtura pepsini, Schüttelmixturen), „vor Gebrauch schütteln"
- **Pastillen**
  tablettenähnliche, flache viereckige oder sechseckige Scheiben zur lokalen Applikation von Wirkstoffen auf den Schleimhäuten des Rachens (z. B. Lutschpastillen oder Linguetten)
- **Pillen (Pilulae)**
  kleine, meist kugelförmige Arzneimittelzubereitungen (aus halbfeuchter Grundsubstanz) zur oralen Applikation (frisch zubereitet nach individueller Anweisung des Arztes)
- **Puder**
  Puder zur äußerlichen Anwendung (Haut oder Wunden) in besonders feiner und gleichmäßiger Ausführung
- **Pulver (Pulveres)**
  feinst zerkleinerte Arzneisubstanzen als abgeteilte Pulver oder Pulvermischungen (z. B. Magenpulver)

- **Salben (Unguenta), Creme, Pasten, Gel**
streichbare Zubereitungen aus Salbengrundmasse (z. B. Vaseline, Glycerin) und Arzneisubstanzen zum Auftragen oder Einreiben; Pasten haben einen größeren Anteil an pulverförmigen Arzneistoffen; Gel hat einen größeren Wasseranteil = kühlende Wirkung
- **Sirupe (Sirupi)**
dickflüssige Zuckerlösungen mit festen oder flüssigen Arzneimittelzusätzen (z. B. Hustensaft)
- **Stäbchen (Styli)**
wenige mm lange, aus dem Arzneistoff gepreßte Stäbchen zur lokalen Anwendung in Wunden und Fistelgängen
- **Tabletten (Tabulettae)**
pulverförmige, gepreßte Arzneisubstanzen, die eine genaue Dosierung gestatten (z. B. Filmtabletten mit Lacküberzug, Manteltabletten und Schichttabletten ermöglichen die verzögerte Freisetzung unterschiedlicher oder miteinander unverträglicher Arzneistoffe)
- **Teemischungen (Species)**
zerkleinerte, zerhackte oder pastenförmige Blätter-, Blüten-, Wurzel-, Früchte- oder Samenzubereitungen aus Arzneipflanzen
- **Tinkturen (Tincturae)**
alkoholische Auszüge aus Arzneipflanzen (z. B. Baldrian-Tinktur, Belladonna-Tinktur)
- **Zäpfchen (Suppositorien), Ovula**
feste, länglich-kegelförmige Arzneimittelzubereitungen aus Grundsubstanzen (z. B. Kakaobutter, Glycerin, Lanolin) und Wirkstoffsubstanzen zur rektalen oder vaginalen Applikation (schmelzen bei Körpertemperatur)

spezielle Arzneimittelbezeichnungen

- **„compositum"**
Zusatz zu Arzneimitteln, die aus mehreren Bestandteilen zusammengesetzt sind (z. B. Buscopan comp.)
- **„depot"**
Zusatz zu Arzneimitteln, die gewisse Stoffe enthalten (z. B. Protamin, Zink) oder in kristallener Form vorliegen; dadurch werden die Arzneistoffe langsam und allmählich vom Körper aufgenommen und die Wirkung wird über Stunden bis Tage ausgedehnt (z. B. Depot-Insulin)
- **„retard" (long – lang)**
Zusatz zu Arzneimitteln, die durch verschiedene Schichtungen und Ummantelungen ein verzögertes Freisetzen des Arzneistoffes ermöglichen und so eine Verlängerung der Wirkung erzielen, z. B. durch Schutzschichten mit verschiedenen Zerfallszeiten oder magensaftresistente Überzüge, die erst vom Dünndarmsaft aufgelöst werden (z. B. Isoket-retard, Insulin-retard)
- **„forte"**
Zusatz zu Arzneimitteln, die eine verstärkte Wirkung zeigen; meist sind die Präparate auch mit Normalwirkung erhältlich (z. B. Lipostabil-Kps. und Lipostabil-forte Kps.)
- **„S"**
Bezeichnung für „Spezial"; für Medikamente mit spezieller Indikation oder spezieller Wirkung (z. B. Dolantin-S)
- **„mite"**
Arzneimittel mit veränderter Wirksubstanz; milde Wirkung (z. B. Paractol-mite)
- **„pro infantibus"**
Bezeichnung für kinderspezifische Pharmapräparate
- **„protahiert"**
Zusatz zu Arzneimitteln, die über eine verzögerte oder verlängerte Wirkstoffabgabe verfügen
- **„simplex"**
Bezeichnung für „einfache" Wirkstoffzusammensetzung (einfache Wirkung)

- **„cum"**
  Zusatz zu Arzneimitteln, die einen
  zusätzlichen Wirkstoff enthalten
  (z. B. Solu vetan cum Belladonna)

Anwendungsformen

- **„i.v."**
  in die Vene zu spritzen = intravenös
- **„i.m."**
  in den Muskel zu spritzen
  = intramuskulär
- **„s.c."**
  unter die Haut zu spritzen = subcutan
- **„i.c."**
  in die Haut zu spritzen = intracutan
- **„i.a."**
  in die Arterie zu spritzen = intraarteriell
- **„i.v.-Infusion"**
  als Dauertropf in die Vene zu
  infundieren
- **„intraartikulär"**
  in das Gelenk zu spritzen
- **„periartikulär"**
  in die Umgebung des Gelenkes zu
  spritzen
- **„intralumbal"**
  in den Rückenmarkskanal zu spritzen
- **„intrapleural"**
  in die Pleurahöhle zu instillieren
- **„intraperitoneal"**
  in die Bauchhöhle zu instillieren
- **„instillieren"**
  in eine Höhle einfüllen (z. B. Blase,
  Abszeßhöhle)
- **„infiltrieren"**
  in ein Gewebe einbringen (z. B. bei
  Lokalanästhetika)
- **„oral"**
  zu schlucken
- **„buccal"**
  in der Wangentasche zergehen lassen
- **„lingual"**
  auf der Zunge zergehen lassen
- **„sublingual"**
  unter der Zunge zergehen lassen
- **„parenteral"**
  unter Umgehung des Magen-Darm-
  Kanales

- **„rektal"**
  in den After einführen

Durchführung

Aufbewahrung

- richtet sich nach der Medikamenten-
  zahl und den räumlichen Möglichkeiten
- grundsätzlich in abschließbaren
  Schränken und einsehbaren Räum-
  lichkeiten
- Trennung in „äußerlich" und „innerlich"
  anzuwendende Mittel
- alle stärker wirkenden Mittel evtl. in
  einem besonderen Fach aufbewahren
  (z. B. Schlafmittel, starke Schmerzmittel)
- **vor Licht zu schützen sind**
- Mittel, die sich bei Licht zersetzen,
  verfärben oder ihre Wirksamkeit ver-
  lieren (z. B. Tinkturen, Extrakte, Aether,
  Wasserstoffsuperoxid, Kaliumpermanganat, Suprarenin),
  werden in dunklen Flaschen geliefert
- **gut zu verschließen sind**
- Mittel, die flüchtige, wasseranziehende
  oder stark duftende Stoffe und Verbindungen enthalten und durch
  Konzentrierung eine zu starke Wirkung
  entfalten würden (z. B. Tinkturen,
  Extrakte, Zubereitungen mit Alkohol,
  Mittel mit aetherischen Ölen)
- **trocken zu lagern sind**
- Mittel, die aus Pulver oder Kristallen
  bestehen (Tabletten, Puder); sie zer-
  fallen, schimmeln oder ziehen Feuchtigkeit an – hygroskopische Wirkung
  (z. B. Puder, Brausetabletten)
- **Aufbewahrungstemperaturen**
- unter 20 Grad Celsius (= vor Wärme
  geschützt),
  z. B. Mittel, die ihre Konsistenz verändern, Kristalle bilden oder bei
  höheren Temperaturen entflammen
  können (Suppositorien, Lösungen,
  Benzin, Aether)
- 6–15 Grad Celsius (= Kühllagerung),
  z. B. aetherische Öle, Fette, Salben

- 2–6 Grad Celsius (= Kühlschrank-
  lagerung),
  z. B. Blutkonserven, Sera, Hormone,
  Insuline (die Präparate dürfen nicht
  gefrieren)
- 0 bis minus 15 Grad Celsius
  (= Tiefkühllagerung),
  z. B. Harnstoffinfusionen, bestimmte
  Sera (Polio)
- **schonender Umgang**
  zur Verhinderung mechanischer
  Beschädigungen an Behältern,
  Flaschen, Folien

Ordnung
- **Einteilung**
- in „innerlich" und „äußerlich" anzuwendende Mittel
- innerhalb dieser Gruppen nochmalige
  alphabetische Einteilung z. B. nach
  Wirkungen (Indikationen) – ermöglicht
  Übersicht bei der Suche nach Aus-
  tauschmitteln – oder nach Zuberei-
  tungsformen
- neu angelieferte Medikamente hinter
  die schon vorhandenen Mittel einordnen
- **Vorrat**
- keine unnötigen Vorräte anlegen
- Mittel, die nicht im Schrank aufbewahrt
  werden können (Platzmangel), unter
  Verschluß halten
- auch Vorräte nach bestehendem
  Einteilungsmodus ordnen
- **Sauberkeit und Hygiene**
- Flaschen und Salbentöpfe in regelmäßigen Abständen von innen und
  außen säubern
- Salbentuben während der Entleerung
  schonend einrollen
- alle Gefäße und Tuben verschlossen
  halten
- regelmäßige Desinfektion der Aufbe-
  wahrungsschränke
- alle Mittel müssen sauber und
  hygienisch aus ihren Behältnissen ent-
  nommen werden

- **Sterilität**
- Mittel für Injektionen und Infusionen
  müssen so aufbewahrt werden, daß
  ihre Sterilität jederzeit gesichert bleibt
- sterile Entnahme bei Durchstich-
  flaschen (Datum der ersten Entnahme)
- angebrochene Ampullen verwerfen
  (nicht mit Pflaster zukleben)
- auf Haltbarkeit und Lagerung bei frisch
  zubereiteten Lösungen achten
  (z. B. Antibiotika)
- Verbandmaterialien als Einmalprodukte
  so lagern, daß Sterilität gewahrt bleibt
  (trocken; unverletzte Hüllen)

Sicherheit
- **Behältnisse**
- runde Flaschen mit weißem Etikett
  (Krankenhausapotheke) = Flüssig-
  keiten zum inneren Gebrauch
- sechseckige Flaschen mit rotem
  Etikett (Krankenhausapotheke)
  = Flüssigkeiten zum äußeren Gebrauch
- Behälter, Dosen, Schachteln mit
  weißem Etikett (Krankenhausapotheke)
  = Medikamente zur oralen Aufnahme
- Behälter, Dosen, Schachteln mit rotem
  Etikett (Krankenhausapotheke)
  = Medikamente zur äußerlichen An-
  wendung (auch Suppositorien)
- Arzneimittelspezialitäten unterliegen
  nicht dieser Regelung
- eingesiegelte Medikamente immer
  in der Verpackung lassen
- immer beiliegende Gebrauchsanwei-
  sung (Waschzettel) beachten (beson-
  ders bei Arzneimittelspezialitäten)
- Sprayflaschen überprüfen (Sprühkopf
  evtl. reinigen)
- **Verfalldatum**
- Verfalldatum und Chargennummer
  zeigen das Alter des Mittels an
- aufgedruckte Verfalldaten nur bei
  Medikamenten, die weniger als drei
  Jahre haltbar sind (z. B. Antibiotika,
  Insuline)
- aufgedruckte Chargennummer ist
  verschlüsselt (Codelösung durch
  Apotheke möglich)

- alle Mittel sind in regelmäßigen Abständen auf Verfallzeiten durchzusehen
- verfallene Mittel zur Apotheke geben
- wenig benötigte Mittel der Apotheke zum anderweitigen Gebrauch anbieten
- alle Packungen und Behälter auf Undichtigkeiten und mechanische Schäden kontrollieren
- **Veränderungen**
- im Aussehen,
  z. B. Farbveränderungen, Flecken, Zerfall, Formveränderungen, Substanztrennungen, Verfärbungen, Auskristallisierungen, Eintrocknungen
- im Geruch,
  z. B. ranzige Salben, vergorener Sirup
- in der Menge,
  z. B. Verflüchtigung bei Tinkturen, Eintrocknung bei Salben
- **Verwechselungen**
- keine unbeschrifteten Gefäße, losen Ampullen oder Tabletten verwenden
- kein Umfüllen in andere Behälter, die nicht den Vorschriften entsprechen
- zu jedem Mittel gehört ein Begleitzettel (Gebrauchsanweisung)
- klare Trennung der Mittel

Betäubungsmittel
- alle Mittel, die dem Betäubungsmittelgesetz unterliegen, sind in einem besonderen Schrank unter ständigem Verschluß aufzubewahren (z. B. Dolantin, Cliradon, Polamidon, Dicodid, Opium, Ticarda, Eukodal)
- Eingänge und Verabreichungen sind genau zu vermerken (Dokumentation mit Unterschrift im BTM-Buch)
- die Bestände sind laufend zu überprüfen

Organisation
- bei ständiger Entnahme für rechtzeitigen Ersatz sorgen
- Führung eines Bestell- und Vorratsbuches
- Aufrechterhaltung der gewählten Einteilung im Medizinschrank (im Notfall findet man sofort das entsprechende Mittel)

- in Zweifelsfällen immer die Apotheke befragen bzw. benachrichtigen
- Schlüsselverwaltung und Schlüsselübergabe organisieren
- alle Ausgaben dokumentieren
- alle notwendigen Kontrollen auf Verfallzeiten, Aussehen und Sauberkeit so regeln, daß alle Pflegepersonen für eine bestimmte Zeit diese Aufgabe übernehmen können

Vorbereitungen zum Austeilen der Medizin
- die Abgabe erfolgt nur auf Anordnung des Arztes
- der richtige Patient bekommt das richtige Mittel zur richtigen Zeit in der richtigen Dosierung und richtigen Applikationsform
- alle Mittel werden jeweils frisch zubereitet bzw. zur Abgabe bereitgestellt
- für jeden Patienten spezielle Verabreichungskarte auf einem Tablett (korrekte Eintragungen der laufenden Medikation)
- jedes Mittel sollte dreimal kontrolliert werden, bevor es verabreicht wird (vor, während und nach Entnahme)
- beim Abfüllen oder Abzählen sollte die Pflegeperson nicht gestört oder abgelenkt werden
- Etiketten so halten, daß sie nicht beschmutzt und unleserlich werden
- bei Flaschen nach Entnahme den Flaschenhals und Stopfen reinigen (Verklebungen, Undichtigkeiten)
- Meßgläser und Tropfenpipetten benutzen
- gleichzeitig bei Abgabe nochmalige Überprüfung der Beschaffenheit und der Verfallzeiten
- spezielles Spritzentablett mit Patientenkarten benutzen

Verabreichung
- **Infusionen**
- **Inhalationen**
- **Injektionen**

- **orale Verabreichung**
- Verabreichungszeitpunkt nach ärztlicher Anordnung
- morgens nüchtern
salinische Abführmittel und Rollkuren, z. B. Karlsbader Salz, Ventrivert
- vor den Mahlzeiten
Mittel zur Appetitförderung (ca. 15 Min. vor der Nahrungsaufnahme), z. B. Pepsin-Wein
- während der Mahlzeiten
Mittel zur Verdauungsförderung und Eisenpräparate, z. B. Panzynorm, Pankreon, Enzynorm, C-Ferro
- nach den Mahlzeiten
alle Mittel, wenn keine besonderen Anwendungsvorschriften bestehen
- vor dem Schlafen (abends ca. 30–60 Minuten vor dem Einschlafen)
Schlaf-, Beruhigungs- und langsam wirkende Abführmittel, z. B. Phanodorm, Medomin, Mogadan, Baldrian, Luminal, Dulcolax
- Tabletten
entweder im Einnehmegläschen auflösen oder mit Wasser oder Saft einnehmen lassen (Reste im Glas nochmals lösen und trinken lassen)
- Brausetabletten
im Wasserglas in Wasser auflösen
- Pillen, Dragees, Filmtabletten, Manteltabletten, Kapseln werden unzerkaut eingenommen
- Schlafmittel, Schmerzmittel
von der Einnahme überzeugen (Suizidgefahr) evtl. auflösen
- Tropfen
unmittelbar vor der Verabreichung in Einnehmegläschen füllen und mit Wasser verdünnen
- Pulver
im Glas mit Wasser anrühren
- Mixturen
vor Gebrauch schütteln und in graduierte Einnehmegläschen füllen

- **rektale Verabreichung (Suppositorien)**
werden mittels Zellstoff, Fingerling oder Applikator bis hinter den Schließmuskel eingeführt (Handschuhe anziehen)
- **vaginale Verabreichung (Ovula)**
werden mittels Applikator eingeführt (Handschuhe anziehen)
- **Augensalbe**
in den Bindehautsack einstreichen oder am Lidrand auftragen (verwendete Spezialtube nur für einen Patienten benutzen – Infektion), durch Lid- und Augenbewegungen verteilen
- **Augentropfen**
körperwarm in den Bindehautsack einträufeln (Auge nicht mit Pipette berühren), durch Lid- und Augenbewegungen verteilen
- **Ohrentropfen**
körperwarm in den Gehörgang träufeln und Ohrenverschluß mit Watte, evtl. auch getränkten Gazestreifen oder angefeuchtete Watte in den Gehörgang einlegen
- **Nasentropfen, Nasensalbe**
in die gereinigten Nasenöffnungen einführen bzw. einträufeln und durch leichtes Massieren von außen verteilen (bei Verwendung von Nasenspray's – je einen Spraystoß in jede Nasenöffnung)
- **Salben, Creme, Pasten**
mit Einmalspatel (nur einmal benutzen) den Gefäßen entnehmen (beim Auftragen Handschuhe anziehen)
- **Patienteninformation**
- Medikamente nie wortlos verabreichen
- evtl. ermunternden Zuspruch (bei unangenehmem Geschmack oder großer Zahl einzunehmender Medikamente)
- auf bestimmte, sofort eintretende Wirkungen hinweisen (z. B. trockene Mundschleimhaut, Übelkeit, Schwitzen, Herzklopfen)

- **Nebenwirkungen, z. B.**
- Allergien (Hautausschläge, Fieber, Ödeme, Schock)
- Blutungen (Schleimhaut, Darm, Nieren)
- psychische Veränderungen (Stimmungslage)
- Durchfälle – Verstopfungen
- Übelkeit (Erbrechen)
- Kreislaufstörungen (Bradykardie, Tachykardie, Hypertonie, Hypotonie, Herzrhythmusstörungen, Nierenversagen)
- Atemdepressionen

Beachte

1. **Verabreichungen nur auf ärztliche Anordnung**
2. **Verfallzeiten (Veränderungen)**
3. **Infektionsprophylaxe**
4. **Überwachung der Schlaf- und Schmerzmitteleinnahme**
5. **richtiger Patient – richtiges Mittel – richtige Zeit – richtige Dosierung – richtige Applikationsform**

NOTIZEN

_____

_____

_____

_____

2
Beatmung

Intubation

Zweck

- Schaffung freier Atemwege bei akuten Störungen der Atmung
- Durchführung kontrollierter und/oder assistierter Beatmung
- Durchführung von therapeutischen oder diagnostischen Eingriffen in Intubationsnarkose

Möglichkeiten

- orotracheale Intubation
- nasotracheale Intubation

Tracheotomie

Sinn

- künstliche Verbindung der Luftröhre nach außen (Tracheostoma)
- Freimachen und Freihalten der Atemwege über längere Zeit
- Durchführung einer Langzeitbeatmung

Vorbereitung

- Information für den Patienten
- Op.-mäßige Vorbereitung

Durchführung

- Vollnarkose (Intubation)
- Luftröhrenschnitt und Einsetzen einer Trachealkanüle
- Wundverband
- Anschluß an ein Beatmungsgerät

Pflegerische Nacharbeiten

- postoperative Überwachung und Pflege

Pflege des tracheotomierten oder langzeitintubierten Patienten

Vorbemerkungen

- Ausfall lebensnotwendiger Regulations-mechanismen der Nase (Staubfilter, Wärmeaggregat, Befeuchtungs-kammer – normal 95% Feuchte, bei tracheotomierten oder intubierten Patienten reduziert auf 50% Feuchte)
- Gefahr der Schleimhautaustrocknung, Sekreteindickung, Flimmerepithel-veränderung
- Infektionsgefahr durch ungehindertes Eindringen von Erregern

Möglichkeiten

- Überwachungsmaßnahmen am Patienten
- Überwachungsmaßnahmen am Respirator
- Pflegemaßnahmen am Patienten.
- Bronchialtoilette
- Luftanfeuchtung
- Wechsel der Trachealkanüle
- psychische Führung des Patienten

Definitionen

- **Atemhub** = künstlich erzeugter Atemzug
- **Beatmungsvolumen** = pro Atemhub geförderte Luftmenge
- **Beatmungsfrequenz** = Anzahl der Atemhübe pro Minute
- **Beatmungsminutenvolumen** = pro Minute zugeführte Luftmenge
- **Totraumventilation** = der Teil des Beatmungsvolumens, der nicht am Gasaustausch teilnimmt
- **effektives Beatmungsvolumen** = Beatmungsvolumen abzüglich Totraumventilation

- **Beatmungsdruck** = vor dem Tubus gemessener Druck während der Beatmung (abhängig von Beatmungs-volumen, Atemwiderstand und Strömungsgeschwindigkeit der Beatmungsluft)
- **Arbeitsdruck** = im Beatmungsgerät erzeugter positiver oder negativer Druck
- **Beatmungszeitverhältnis** = Verhältnis zwischen Inspirationszeit und Exspirationszeit
- **kontrollierte Beatmung** = Beatmungsvolumen, Beatmungs-frequenz und Beatmungszeitverhältnis werden am Respirator fest eingestellt
- **assistierte Beatmung** = Beatmungsvolumen und Beat-mungsfrequenz können vom Patienten innerhalb eines eingestellten Norm-bereiches beeinflußt werden („Trigger")

NOTIZEN

_____

_____

_____

_____

Überwachungsmaßnahmen am Patienten

- **Übereinstimmung von Patienten-atmung und Respiratoratmung**
- **Bewußtseinslage** (Eindruck unter Sedativa oder Analgetika oft ver-fälscht)
- **Unruhe** (bei O_2-Mangel häufig suchende oder fahrige Bewegungen
- **Kreislauf** (Puls, Blutdruck, Venen-druck, EKG)
- **Diurese** (Stundenurin)
- **Hautfarbe**
- **Transpiration**
- **Temperatur**

_____

_____

_____

_____

Überwachungsmaßnahmen am Respirator

- **Beatmungsdruck**
- Erhöhung durch Verlegung der Atemwege, Abknickung des Schlauchsystems
- Absinken durch Unterbrechung der Schlauchverbindungen, Undichtigkeiten und Respiratorantriebsstörungen
- **Atemzugvolumen**
- Absinken durch Störungen am Respirator (Leckagen)
- **Atemminutenvolumen**
- **Atemfrequenz**
- **Atemgasgemisch**
- **Atemgasanfeuchtung**
- **Hygiene** (bakteriologische Umgebungsuntersuchungen)

Beachte

1. **exakte und regelmäßige Kontrollen sind lebensnotwendig**
2. **zeitgerechte Medikamentenapplikation**
3. **Desinfektion und Sterilisation**
4. **exakte Dokumentation**

_____

_____

_____

_____

Pflegemaßnahmen am Patienten

- Dekubitusprophylaxe
- Kontrakturenprophylaxe
- Bronchitisprophylaxe
- Hautpflege
- Mundpflege
- Nasenpflege
- Ohrenpflege
- Nagelpflege
- Haarpflege
- Augenpflege
- Stuhlregulierung
- Bronchialtoilette
- Sondenernährung
- Temperaturregulierung
- Intimtoilette und Katheterpflege
- Verbandwechsel
- Trachealkanülenwechsel und Trachealtubuspflege

_____

_____

_____

_____

Bronchialtoilette

Sinn

- Freihalten der Atemwege
- Sekretentfernung
- Reduzierung der Aspirations- und Infektionsgefahr

Planung

- pro Patient gesondertes Absauggerät
- Absaugkatheter steril verpackt
- hygienische Händedesinfektion
- Mundschutz und sterile Handschuhe
- sterile Kochsalzlösung zum Anfeuchten und Durchspülen des Katheters
- Abwurfgefäß mit Desinfektionslösung

Durchführung

- Patienten so weit wie möglich informieren (auch bei mangelhafter Kommunikation)

- Sauger anschließen
- Katheter durch Y-Stück mit Saugsystem verbinden
- Beatmungsbeutel bereithalten
- Beatmungssystem vom Tubus lösen
- Gerät nicht abschalten
- angefeuchteten Katheter mit sterilen Handschuhen **ohne Sog in den Tubus einführen**
- maximal bis zum Widerstand vorschieben, dann 1 cm zurückziehen
- mit Saugung beginnen (Y-Stück fraktioniert öffnen und Katheter rotierend zurückziehen, im Tubusbereich Y-Stück verschlossen halten)
- zur Absaugung des rechten Bronchialsystems – Kopf nach links drehen
- zur Absaugung des linken Bronchialsystems – Kopf nach rechts drehen
- evtl. nach Durchspülung des Katheters (sterile Lösung) nochmaliges Absaugen (Patienten zwischenzeitlich beatmen)
- Abwerfen des Katheters und der Handschuhe
- Anschluß des Beatmungssystems (sofortige Funtionskontrolle)
- Bronchialtoilette wird durch Absaugen von Mund und Nase unter gleichen Bedingungen ergänzt

Beachte

1. **nicht länger als maximal 15 Sekunden absaugen (O_2-Mangel)**
2. **kein Stochern mit dem Katheter (Blutungs- und Infektionsgefahr)**
3. **Vermeidung einer Tubusabknickung durch richtiges Fixieren der Beatmungsschläuche**
4. **Desinfektion und Sterilisation**
5. **Dokumentation**

NOTIZEN

_____

_____

_____

Luftanfeuchtung

Sinn

- Ersatz der physiologischen Wirkung der Nase
- Zuführung von Medikamenten (Inhalation)

Durchführung

- **bei künstlich beatmeten Patienten**
- je nach Konstruktion des Beatmungsgerätes erfolgt Anfeuchten und/oder Medikamentenzusatz durch Anschluß eines Anfeuchters am Inspirationsschenkel
- siehe Gebrauchsanweisung des Herstellers
- **bei tracheotomierten Patienten ohne künstliche Beatmung**
- Ultraschallvernebler

- **künstliche Nase** nach Rügheimer (arbeitet nach dem Prinzip des Flüssigkeits- und Wärmeaustausches mittels einer Nickelsiebspirale); bei Exspiration Feuchtigkeitsniederschlag und Metallerwärmung, bei Inspiration erfolgt Feuchtigkeits- und Wärmeabgabe an die Einatmungsluft
- die künstliche Nase wird mittels Konus an der Trachealkanüle befestigt

Beachte

1. **Anfeuchtung der Inspirationsluft durch Bronchitiskessel oder Auflegen feuchter Tupfer auf die Tubusöffnung ist gefährlich und völlig ungeeignet**
2. **Aqua dest.- und Medikamentenbehälter müssen tiefer als die Tubusöffnung hängen (Ausnahme bei Siphon am Inspirationsschenkel)**
3. **Flüssigkeitsspiegel immer über Minimum-Marke**

4. nach Inhalation sofortige Bronchialtoilette
5. bei Anwendung der künstlichen Nase häufiger absaugen
6. Temperaturkontrollen am Verdampfer des Respirators
7. Desinfektion und Sterilisation
8. Dokumentation

NOTIZEN

_____

_____

_____

_____

Wechsel der Trachealkanüle

Sinn

- Verhütung von Wundinfektionen
- Sicherstellung der Atmung bei Verkrustung, undichtem Cuff und Verlegung der Luftzufuhr durch Ballonhernie

Planung

- neben jedem Patienten mit einem Tracheostoma muß eine sterile Reservekanüle liegen

Material

- verschiedene Trachealtuben
- Tracheotomiespreizer
- Blockerspritze
- sterile Handschuhe
- Silikonspray
- Absaugvorrichtung
- Beatmungsbeutel

Durchführung

- Trachealkanülenwechsel erfolgt unter sterilen Bedingungen durch den Arzt
- evtl. Intubationsbesteck und Beatmungsgerät bereithalten
- Wundverband und Fixierung

Beachte

1. Wechsel muß innerhalb von 3 Minuten erfolgen (Hypoxie)
2. bei akuter Verlegung der Trachealkanüle Arztruf und Kanülenwechsel durch Pflegeperson
3. gelingt Katheterwechsel nicht, Beutelbeatmung unter digitalem Verschluß des Tracheostomas bis Arzt kommt
4. Desinfektion und Sterilisation
5. Dokumentation

NOTIZEN

_____

_____

_____

_____

Psychische Führung des Patienten

- angeblich schlafende oder bewußtseinsgetrübte Patienten zeigen später häufig Erinnerungsinseln
- **immer wieder** mit dem Patienten sprechen
- **immer wieder** den Patienten über seine Situation und seinen Aufenthaltsort aufklären (Vermeidung von Angst und Erregung)
- **jede Maßnahme** dem Patienten erklären, auch wenn er sie vermutlich nicht versteht
- Sauerstoffmangel führt immer zu Unruhe, Erregung, Angst
- keine negativen Prognosen oder Äußerungen am Krankenbett
- kleinste Fortschritte belobigen
- Kommunikation mit wachem oder ansprechbarem Patienten evtl. über einen Dauerschreibblock

3
Blasenkatheter
Katheterismus

Zweck

- instrumentelle Uringewinnung (Blasenentleerung) aus diagnostischen oder therapeutischen Gründen
- Instillation von Medikamenten

Vorbemerkungen

- **Katheterismus nur nach ärztlicher Anordnung**
Blasenkatheterarten
- alle Katheter aus weichem oder halbstarrem Gummi oder Kunststoff in steriler Verpackung als Einmalkatheter
- Mehrfachverwendung von Blasenverweilkathetern nach Desinfektion, Reinigung und Gassterilisation möglich (Folienverpackung)
- **Nélaton-Katheter**
- mit gerader stumpfer Spitze
- zwei seitliche Öffnungen an der Spitze (Augen), evtl. zentrale Öffnung
- zur Katheterisierung von Frauen (kurze Katheter)
- **Mercier-Katheter**
- mit gebogener stumpfer Spitze
- zwei seitliche Öffnungen an der Spitze (Augen)
- Nase an der Ausflußöffnung = Ebene der Spitzenkrümmung
- zur Katheterisierung von Männern
- **Tiemann-Katheter**
- mit gebogener, sich verjüngender stumpfer Spitze
- zwei seitliche Öffnungen an der Spitze (Augen)
- Nase an der Ausflußöffnung = Ebene der Spitzenkrümmung
- zur Katheterisierung von Männern

- **Blasenverweilkatheter (Dauerkatheter, Ballonkatheter)**
- Katheter mit endständigem, aufblockbarem Gummiballon
- Aufblockung erfolgt durch Einspritzung von 5–30 ml (Füllmenge ist auf dem Katheter vermerkt) steriler physiologischer Kochsalzlösung oder sterilem Aqua.-dest.
- in Nélaton-, Mercier- und Tiemannausführung

- **Dreiwegekatheter (doppelläufiger Katheter – Spülkatheter)**
- Blasenverweilkatheter mit zusätzlicher Spülleitung
Kathetergrößen
- Angabe des inneren Durchmessers in Charrière (Charr.)
- 1 Charr. = ⅓ mm
- Katheter der Größen 16–18 Charr. passen sich am besten den physiologischen Gegebenheiten der Urethra an

Möglichkeiten

- Legen eines Einmalkatheters bei Frauen
- Legen eines Einmalkatheters bei Männern
- Legen eines Blasenverweilkatheters bei Frauen
- Legen eines Blasenverweilkatheters bei Männern
- suprapubische Blasendrainage
- Durchführung der Blaseninstillation
- Durchführung der Blasenspülung

NOTIZEN

Legen eines Einmalkatheters bei Frauen

Sinn

- Uringewinnung für diagnostische Untersuchungen
- Uringewinnung bei Blasenentleerungs- störungen
- Bestimmung des Restharns
- Notfallmaßnahme bei kompletter Harnsperre

Vorbemerkungen

- der Katheterismus muß absolut steril durchgeführt werden
- nach jedem Katheterismus besteht die Gefahr der retrograden pathogenen Keimverschleppung
- fraktionierte Blasenentleerung (ca. 500 ml Portionen) bei Harnver- haltung (Kollaps und Blasenblutungen)

Material

- Desinfektionsmaterial (Schleimhaut und Hände)
- evtl. Begleitscheine für Labor
- Auffanggefäß (Nierenschale, Steck- becken)
- Meßbecher
- evtl. Urometer
- Lagerungsmaterial
- Abwurfbehälter
- Gummituch oder Zellstoff
- Waschutensilien (Schüssel, Einmal- waschlappen, desinfizierende Wasch- lotion, Einmalhandtuch, Einmalhand- schuhe)
- **steriles Material (evtl. als Set)**
- 2–3 kurze Einmalkatheter (Nélaton- Katheter 14–16 Charr.)
- Schälchen mit 6 Tupfern
- evtl. spezielles Schlitztuch
- Handschuhe
- evtl. anatomische Pinzette
- Schere

- evtl. Einmalgleitmittel (Schleimhaut- anästhetikum)
- evtl. beschriftete Laborröhrchen
- Material auf Tablett oder Wagen richten (sterile und unsterile Arbeits- fläche)

Vorbereitung

- Maßnahme mit der Patientin besprechen
- Zugluft vermeiden (Fenster und Türen schließen)
- Intimsphäre beachten (Wandschirm, keine Besucher)
- zur Restharnbestimmung muß Patientin vorher Wasser lassen
- flache Rückenlage mit leichter Erhö- hung des Beckens (Lagerungskissen und Gummituch oder Zellstoff unter- legen) dabei Anwinkeln und leichtes Spreizen der Beine
- Intimtoilette durchführen (von vorne nach hinten waschen)

Durchführung

- steriles und unsteriles Material vorbereiten (Katheterhülle öffnen)
- Auffanggefäß zwischen die Beine stellen
- **Desinfektion**
- Händedesinfektion
- Desinfektionslösung in das Tupfer- schälchen füllen
- sterile Handschuhe anziehen
- Schamlippen spreizen (bis Katheter eingeführt ist)
- große Schamlippen mit je einem Tupfer desinfizieren (von Symphyse zum Anus)
- kleine Schamlippen mit je einem Tupfer desinfizieren (von Symphyse zum Anus)
- Urethraöffnung mit einem Tupfer desinfizieren
- Vaginalöffnung mit einem Tupfer verschließen
- gebrauchte Tupfer abwerfen

- **Katheterisieren**
- Katheter mittels Katheterhülle oder Pinzette ohne Gewalt einführen (bis Urin abläuft), evtl. Gleitmittel auftragen
- bei unüberwindlichem Widerstand erneuter Versuch mit dünnerem Katheter
- Urin auffangen
- für bakteriologische Untersuchungen Urin ohne Kontamination in sterilem Laborröhrchen auffangen
- nach völliger Blasenentleerung Katheter entfernen (Ausflußöffnung verschließen oder abklemmen)
- Katheter und Vaginaltupfer abwerfen

Pflegerische Nacharbeiten

- Auffanggefäß entfernen
- Patientin bequem lagern
- Urin messen (evtl. spez. Gewicht bestimmen)
- Händedesinfektion
- Laborproben sofort zum Labor
- Dokumentation

Beachte

1. **patientenorientiertes Verhalten**
2. **Urinbeobachtung**
3. **fraktionierte Blasenentleerung bei Harnverhaltung**
4. **Vitalwertkontrollen (Kollaps-Blutung)**
5. **niemals mit Gewalt katherisieren (Arzt benachrichtigen)**
6. **steriles Arbeiten**
7. **Infektionsprophylaxe**
8. **Dokumentation**

NOTIZEN

_____

_____

_____

_____

Legen eines Einmalkatheters bei Männern

Sinn

- Uringewinnung für diagnostische Untersuchungen
- Uringewinnung bei Blasenentleerungsstörungen
- Bestimmung des Restharns
- Notfallmaßnahme bei kompletter Harnsperre

Vorbemerkungen

- der Katheterismus muß absolut steril durchgeführt werden
- nach jedem Katheterismus besteht die Gefahr der retrograden pathogenen Keimverschleppung
- fraktionierte Blasenentleerung (ca. 500 ml Portionen) bei Harnverhaltung (Kollaps und Blasenblutungen)

Material

- Desinfektionsmaterial (Schleimhaut und Hände)
- evtl. Begleitscheine für Labor
- Auffanggefäß (Nierenschale, Urinflasche)
- Meßbecher
- evtl. Urometer
- Lagerungsmaterial
- Abwurfbehälter
- Gummituch oder Zellstoff
- **steriles Material (evtl. als Set)**
- je 2 Einmalkatheter (Mercier-Tiemann 14–18 Charr.)
- Schälchen mit Tupfern
- Lochtuch
- 2 Paar Handschuhe
- evtl. anatomische Pinzette
- Penisklemme
- Schere
- Einmalgleitmittel (Schleimhautanästhetikum)
- evtl. beschriftete Laborröhrchen

- Material auf Tablett oder Wagen richten (sterile und unsterile Arbeitsflächen)

Vorbereitung

- Maßnahme mit dem Patienten besprechen
- Zugluft vermeiden (Fenster und Türen schließen)
- Intimsphäre beachten (Wandschirm, keine Besucher)
- zur Restharnbestimmung muß Patient vorher Wasser lassen
- flache Rückenlage mit leichter Erhöhung des Beckens (Lagerungskissen und Gummituch oder Zellstoff unterlegen)

Durchführung

- steriles und unsteriles Material vorbereiten (Katheterhülle und Gleitmittelhülle öffnen)
- Auffanggefäß zwischen die Beine stellen
- **Desinfektion**
- Händedesinfektion
- Desinfektionslösung in das Tupferschälchen füllen
- sterile Handschuhe anziehen
- Vorhaut zurückstreifen
- Harnröhrenöffnung und Glans-Penis mehrmals desinfizieren (jeden Tupfer nur einmal benutzen und abwerfen)
- Penis mit Lochtuch abdecken
- Handschuhe wechseln
- Streckung der Harnröhre und Instillation des Gleitmittels
- Penisklemme aufsetzen (evtl. manuelle Kompression)
- nach Einwirken des Schleimhautanästhetikums Penisklemme entfernen und abwerfen
- nochmalige Desinfektion
- **Katheterisieren**
- Penis nach vorn strecken (dabei Harnröhrenöffnung spreizen)
- Katheter mittels Katheterhülle oder Pinzette ohne Gewalt einführen

(Katheterspitze muß nach oben zeigen), bis Urin läuft
- leichte Widerstände können durch Drehen des Katheters überwunden werden
- bei unüberwindlichem Widerstand erneuter Versuch mit dünnerem Katheter
- Penis senken und Urin auffangen
- für bakteriologische Untersuchungen Urin ohne Kontamination in sterilem Laborröhrchen auffangen
- nach völliger Blasenentleerung Katheter entfernen (Ausflußöffnung verschließen oder abklemmen)
- Katheter abwerfen
- Vorhaut wieder über die Eichel streifen (Paraphimose)

Pflegerische Nacharbeiten

- Auffanggefäß und Lochtuch entfernen
- Patienten bequem lagern
- Urin messen (evtl. spez. Gewicht bestimmen)
- Händedesinfektion
- Laborproben sofort zum Labor
- Dokumentation

Beachte

1. **patientenorientiertes Verhalten**
2. **Urinbeobachtung**
3. **fraktionierte Blasenentleerung bei Harnverhaltung**
4. **Vitalwertkontrollen (Kollaps-Blutung)**
5. **niemals mit Gewalt katheterisieren (Arzt benachrichtigen)**
6. **steriles Arbeiten**
7. **Infektionsprophylaxe**
8. **Dokumentation**

NOTIZEN

Legen eines Blasenverweilkatheters bei Frauen

Sinn

- ständige künstliche Entleerung der Blase bei Harnverhaltung
- vorübergehende künstliche Entleerung der Blase nach operativen Eingriffen an Harnröhre und Harnblase
- vorübergehende künstliche Entleerung der Blase nach operativen Eingriffen (z. B. gynäkologischen Operationen)
- Bestimmung des Stundenurins bei Patienten mit renaler oder prärenaler Anurie (z. B. Schock, Intoxikation)
- evtl. zur Ausscheidungskontrolle bei Nierenfunktionsprüfungen

Vorbemerkungen

- der Katheterismus muß absolut steril durchgeführt werden
- bei jedem liegenden Dauerkatheter besteht die Gefahr der retrograden Keimverschleppung

Material

- Desinfektionsmaterial (Schleimhaut und Hände)
- Auffanggefäß (Nierenschale)
- Urinbeutel mit Ableitungsschlauch
- evtl. Urinbeutel mit Stundenurinmeß-vorrichtung
- Urinbeutel-Aufhängevorrichtung
- Lagerungsmaterial
- Abwurfbehälter
- Gummituch oder Zellstoff
- Waschutensilien (Schüssel, Einmal-waschlappen, desinfizierende Wasch-lotion, Einmalhandtuch, Einmalhand-schuhe)
- 1 Ampulle physiologische Kochsalz-lösung oder Aqua-dest. (10–20 ml)
- Ampullensäge

- **steriles Material (evtl. als Set)**
- 2–3 Ballonkatheter (Nélaton 14–16 Charr.)
- Katheterstöpsel
- Schälchen mit 6 Tupfern
- evtl. spezielles Schlitztuch
- Handschuhe
- evtl. anatomische Pinzette
- Schere
- evtl. Einmalgleitmittel (Schleimhaut-anästhetikum)
- 10–20 ml Spritze mit Kanüle
- Material auf Tablett oder Wagen richten (sterile und unsterile Arbeits-fläche)

Vorbereitung

- Maßnahme mit der Patientin besprechen
- Zugluft vermeiden (Fenster und Türen schließen)
- Intimsphäre beachten (Wandschirm, keine Besucher)
- flache Rückenlage mit leichter Erhöhung des Beckens (Lagerungs-kissen und Gummiunterlage oder Zell-stoff unterlegen), dabei Anwinkeln und leichtes Spreizen der Beine
- Intimtoilette durchführen (von vorn nach hinten waschen)

Durchführung

- **steriles und unsteriles Material vorbereiten**
- physiologische Kochsalzlösung auf-ziehen (Kanüle abwerfen)
- Katheterhülle öffnen
- Auffanggefäß zwischen die Beine stellen
- Urinbeutel am Bett befestigen
- **Desinfektion**
- Händedesinfektion
- Desinfektionslösung in das Tupfer-schälchen füllen
- sterile Handschuhe anziehen
- Schamlippen spreizen (bis Katheter eingeführt ist)

- große Schamlippen mit je einem Tupfer desinfizieren (von Symphyse zum Anus)
- kleine Schamlippen mit je einem Tupfer desinfizieren (von Symphyse zum Anus)
- Urethraöffnung mit einem Tupfer desinfizieren
- Vaginalöffnung mit einem Tupfer verschließen
- gebrauchte Tupfer abwerfen
- **Katheterisieren**
- Katheter mittels Katheterhülle oder Pinzette ohne Gewalt einführen (evtl. Gleitmittel auftragen)
- wenn Urin läuft, Katheter 2 cm tiefer einführen (Ballon liegt dann ausreichend tief in der Blase)
- bei unüberwindlichem Widerstand erneuter Versuch mit dünnerem Katheter
- Fixierung des Katheters durch Aufblocken des Ballons mit physiologischer Kochsalzlösung (Ventil des Ballonzuleitungsschlauches nur mit dem Konus der Spritze durchstoßen)
- durch leichten Katheterzug Fixation überprüfen
- Katheter mit sterilem Ansatz des Urinbeutelschlauches verbinden (Schutzkappe entfernen)
- evtl. Katheter mit sterilem Katheterstöpsel verschließen
- Vaginaltupfer und Auffanggefäß abwerfen

Pflegerische Nacharbeiten

- Patientin bequem lagern
- evtl. Schlauchsystem mit großzügiger Schlaufe am Oberschenkel fixieren
- Händedesinfektion
- **Wechsel des Urinbeutels (Einmalbeutel)**
- nach jeder Entleerung neuen sterilen Beutel anschließen

- nach jedem Abstöpseln des Katheters (sterilen Stöpsel benutzen) neuen sterilen Beutel anschließen
- **Wechsel des Urinbeutels (mit Stundenurinvorrichtung oder Dauerbeutel mit Abflußvorrichtung)**
- Beutel 2–3 mal täglich entleeren
- Schlauchsystem und Beutel 1–2 mal wöchentlich wechseln
- nach jeder Unterbrechung der Urinableitung (z. B. Blasenspülung, Abstöpseln) Schlauchsystem und Beutel erneuern
- **Infektionsprophylaxe**
- 2 mal täglich Intimtoilette mit desinfizierender Waschlotion
- 2 mal täglich Katheter von außen reinigen und desinfizieren (evtl. Spraydesinfektion)
- keine unnötigen Manipulationen am Katheter
- Abklemmen des Katheters auf ärztliche Anordnung (Blasentraining)
- Katheter nur mit sterilem Stöpsel verschließen
- Blasenspülungen nur auf ärztliche Anordnung
- Schmierinfektionen vermeiden
- Händedesinfektion
- Patientin bitten, keine Manipulationen am Katheter vorzunehmen
- **Katheterwechsel – Katheterentfernung**
- Katheterwechsel alle 8–16 Tage auf ärztliche Anordnung
- Patientin entsprechend informieren
- Nierenschale zwischen die Beine der Patientin stellen
- Einmalhandschuhe anziehen
- Katheter abstöpseln oder abklemmen
- Ventil des Ballonzuleitungsschlauches mit dem Konus einer 20 ml Spritze durchstoßen und physiologische Kochsalzlösung aus dem Ballon vollständig abziehen
- Katheter durch leichten Zug entfernen und abwerfen
- Intimtoilette

- Spontanmiktion überprüfen (evtl. Restharnbestimmung auf ärztliche Anordnung)
- evtl. Legen eines neuen Katheters nach entsprechender Desinfektion
- **Dokumentation**
- Stundenurin regelmäßig ablesen und notieren
- 24 Std. Urinmenge messen evtl. sammeln und notieren
- Katheterwechsel, Kathetergröße, Katheterart und Datum notieren
- Spülungen, Instillationen und Abklemmzeiten notieren

Beachte

1. **patientenorientiertes Verhalten**
2. **Urinbeobachtung**
3. **niemals mit Gewalt katheterisieren (Arzt benachrichtigen)**
4. **Schmerzzustände (z. B. Krämpfe) dem Arzt melden (katheterbedingter Harndrang ist normal)**
5. **Sicherung des Schlauchsystems (Lagerung, Mobilisation)**
6. **steriles Arbeiten**
7. **Infektionsprophylaxe**
8. **Dokumentation**

NOTIZEN

_____

_____

_____

_____

Legen eines Blasenverweilkatheters bei Männern

Sinn

- ständige künstliche Entleerung der Blase bei Harnverhaltung

- vorübergehende künstliche Entleerung der Blase nach operativen Eingriffen an Harnröhre, Prostata und Harnblase
- vorübergehende künstliche Entleerung der Blase nach operativen Eingriffen (z. B. Darmresektionen)
- Bestimmung des Stundenurins bei Patienten mit renaler oder prärenaler Anurie (z. B. Schock, Intoxikation)
- evtl. zur Ausscheidungskontrolle bei Nierenfunktionsprüfungen

Vorbemerkungen

- der Katheterismus muß absolut steril durchgeführt werden
- bei jedem liegenden Dauerkatheter besteht die Gefahr der retrograden Keimverschleppung
- ist die Einführung eines Ballonkatheters nicht möglich, muß ein Einmalkatheter mit Pflasterstreifen befestigt werden (Pflasterstreifen nicht zirkulär um den Penis)

Material

- Desinfektionsmaterial (Schleimhaut und Hände)
- Auffanggefäß (Nierenschale)
- Urinbeutel mit Ableitungsschlauch
- evtl. Urinbeutel mit Stundenurinmeßvorrichtung
- Urinbeutel-Aufhängevorrichtung
- Lagerungsmaterial
- Abwurfbehälter
- Gummituch oder Zellstoff
- 1 Ampulle physiologische Kochsalzlösung oder Aqua-dest. (10–20 ml)
- Ampullensäge
- **steriles Material (evtl. als Set)**
- je 2 Ballonkatheter (Mercier-Tiemann 14–18 Charr.)
- Katheterstöpsel
- Schälchen mit Tupfern
- Lochtuch
- 2 Paar Handschuhe
- evtl. anatomische Pinzette
- Penisklemme

- Schere
- Einmalgleitmittel (Schleimhaut-anästhetikum)
- 10–20 ml Spritze mit Kanüle
- Material auf Tablett oder Wagen richten (sterile und unsterile Arbeits-fläche)

Vorbereitung

- Maßnahme mit dem Patienten besprechen
- Zugluft vermeiden (Fenster und Türen schließen)
- Intimsphäre beachten (Wandschirm, keine Besucher)
- flache Rückenlage mit leichter Erhöhung des Beckens (Lagerungskissen und Gummituch oder Zellstoff unterlegen)

Durchführung

- **steriles und unsteriles Material vorbereiten**
- Urinbeutel am Bett befestigen
- physiologische Kochsalzlösung aufziehen (Kanüle abwerfen)
- Katheterhülle öffnen, Gleitmittelhülle öffnen
- Auffanggefäß zwischen die Beine stellen
- **Desinfektion**
- Händedesinfektion
- Desinfektionslösung in das Tupfer-schälchen füllen
- sterile Handschuhe anziehen
- Vorhaut zurückstreifen
- Harnröhrenöffnung und Glans-Penis mehrmals desinfizieren (jeden Tupfer nur einmal benutzen und abwerfen)
- Penis mit Lochtuch abdecken
- Handschuhe wechseln
- Streckung der Harnröhre und Instillation des Gleitmittels
- Penisklemme aufsetzen (evtl. manuelle Kompression)

- nach Einwirken des Schleimhaut-anästhetikums Penisklemme entfernen und abwerfen
- nochmalige Desinfektion
- **Katheterisieren**
- Penis nach vorn strecken (dabei Harnröhrenöffnung spreizen)
- Katheter mittels Katheterhülle oder Pinzette ohne Gewalt einführen (Katheterspitze muß nach oben zeigen)
- wenn Urin läuft, Katheter 2 cm tiefer einführen (Ballon liegt dann ausreichend tief in der Blase)
- leichte Widerstände können durch Drehen des Katheters überwunden werden
- bei unüberwindlichem Widerstand erneuter Versuch mit dünnerem Katheter
- Fixierung des Katheters durch Aufblocken des Ballons mit physiologischer Kochsalzlösung (Ventil des Ballonzuleitungsschlauches nur mit dem Konus der Spritze durchstoßen)
- durch leichten Katheterzug Fixation überprüfen
- Katheter mit sterilem Ansatz des Urinbeutelschlauches verbinden (Schutzkappe entfernen)
- evtl. Katheter mit sterilem Katheterstöpsel verschließen
- Vorhaut wieder über die Eichel streifen (Paraphimose)

Pflegerische Nacharbeiten

- Auffanggefäß und Lochtuch entfernen
- Patienten bequem lagern
- evtl. Schlauchsystem mit großzügiger Schlaufe am Oberschenkel fixieren
- Händedesinfektion
- **Wechsel des Urinbeutels (Einmalbeutel)**
- nach jeder Entleerung neuen sterilen Beutel anschließen
- nach jedem Abstöpseln des Katheters (sterilen Stöpsel benutzen) neuen sterilen Beutel anschließen

- **Wechsel des Urinbeutels (mit Stundenurinvorrichtung oder Dauerbeutel mit Abflußvorrichtung)**
- Beutel 2–3 mal täglich entleeren
- Schlauchsystem und Beutel 1–2 mal wöchentlich wechseln
- nach jeder Unterbrechung der Urinableitung (z. B. Blasenspülung, Abstöpseln) Schlauchsystem und Beutel erneuern
- **Infektionsprophylaxe**
- 2 mal täglich Intimtoilette mit desinfizierender Waschlotion
- 2 mal täglich Katheter von außen reinigen und desinfizieren (evtl. Spraydesinfektion)
- keine unnötigen Manipulationen am Katheter
- Abklemmen des Katheters auf ärztliche Anordnung (Blasentraining)
- Katheter nur mit sterilem Stöpsel verschließen
- Blasenspülungen nur auf ärztliche Anordnung
- Schmierinfektionen vermeiden
- Händedesinfektion
- Patienten bitten, keine Manipulationen am Katheter vorzunehmen
- **Katheterwechsel – Katheterentfernung**
- Katheterwechsel alle 8–16 Tage auf ärztliche Anordnung
- Patienten entsprechend informieren
- Nierenschale zwischen die Beine des Patienten stellen
- Einmalhandschuhe anziehen
- Katheter abstöpseln oder abklemmen
- Ventil des Ballonzuleitungsschlauches mit dem Konus einer 20 ml Spritze durchstoßen und physiologische Kochsalzlösung aus dem Ballon vollständig abziehen
- Katheter durch leichten Zug entfernen und abwerfen
- Intimtoilette
- Spontanmiktion überprüfen (evtl. Restharnbestimmung auf ärztliche Anordnung)

- evtl. Legen eines neuen Katheters nach entsprechender Desinfektion
- **Dokumentation**
- Stundenurin regelmäßig ablesen und notieren
- 24 Std. Urinmenge messen evtl. sammeln und notieren
- Katheterwechsel, Kathetergröße, Katheterart und Datum notieren
- Spülungen, Instillationen und Abklemmzeiten notieren

Beachte

1. **patientenorientiertes Verhalten**
2. **Urinbeobachtung**
3. **niemals mit Gewalt katheterisieren (Arzt benachrichtigen)**
4. **Schmerzzustände (z. B. Krämpfe) dem Arzt melden (katheterbedingter Harndrang ist normal)**
5. **Sicherung des Schlauchsystems (Lagerung, Mobilisation)**
6. **steriles Arbeiten**
7. **Infektionsprophylaxe**
8. **Dokumentation**

NOTIZEN

_____

_____

_____

_____

Suprapubische Blasendrainage

Sinn

- vorübergehende Urinableitung bei Blasenentleerungsstörungen
- vorübergehende Urinableitung nach traumatischen Urethraverletzungen
- vorübergehende Urinableitung nach operativen Eingriffen an Urethra und Harnblase
- vorübergehende Urinableitung nach operativen Eingriffen (z. B. gynäkologischen Operationen)

- Urinableitung bei Patienten mit Harninkontinenz

Vorbemerkungen

- Blasenpunktion nur bei gefüllter Blase
- bei leerer Blase Gefahr der Peritonitis durch Dünndarmperforation

Material

- Rasiermaterial
- Desinfektionsmittel (Haut und Hände)
- Lokalanästhetikum
- Urinbeutel mit Ableitungsschlauch (mit entsprechendem Konus)
- Urinbeutel-Aufhängevorrichtung
- evtl. Pflaster
- Abwurfbehälter
- **steriles Material**
- 10 ml Spritze mit Kanülen zur Lokalanästhesie
- Set zur suprapubischen perkutanen Blasendrainage (z. B. Trokar, Katheter, Dreiwegehahn, selbstklebende Halteplatte)
- Handschuhe
- Lochtuch
- Nierenschale
- Material auf Wagen oder Tablett richten (sterile und unsterile Arbeitsflächen)

Vorbereitung

- Information für den Patienten
- Patient darf 6 Stunden vor Punktion Blase nicht entleeren
- evtl. 1–2 Std. vor der Punktion 500–1000 ml Tee trinken lassen oder entsprechende Flüssigkeitsmenge infundieren
- Rasur der Punktionsstelle (Schambehaarung)
- Patienten entsprechend lagern (Rückenlage)
- Urinbeutel am Bett befestigen

Durchführung

- Desinfektion der Punktionsstelle
- Lokalanästhetikum mit separater Kanüle aufziehen
- nach erfolgter Anästhesie erneute Desinfektion
- sterile Handschuhe anziehen
- Lochtuch auflegen
- Trokar, Katheter und Befestigungsplatte anreichen
- nach erfolgter Punktion Anschluß des Urinbeutels mittels Dreiwegehahn und Konus
- evtl. zusätzliche Fixation der Befestigungsplatte durch Pflasterstreifen
- Dokumentation

Pflegerische Nacharbeiten

- siehe Blasenverweilkatheter

Beachte

1. **patientenorientiertes Verhalten**
2. **nicht ausreichend gefüllte Blase führt zu Komplikationen (Peritonitis)**
3. **Urinbeobachtung (Hämaturie)**
4. **Infektionsprophylaxe**
5. **Dokumentation**

NOTIZEN

_____

_____

_____

_____

Durchführung der Blaseninstillation

Sinn

- Instillation von Antibiotika bei Blaseninfektionen
- Instillation von Zytostatika bei Blasenkarzinomen

Vorbemerkungen

- Blaseninstillationen nur auf ärztliche Anordnung
- sterile Durchführung bei liegendem Dauerkatheter oder Einmalkatheter
- nur nach vorherigem Ablassen des Urins
- instilliertes Medikament bleibt bis zur nächsten Blasenentleerung in der Blase (Einmalkatheter)
- Dauerkatheter bleibt nach der Instillation 30–60 Minuten abgestöpselt oder abgeklemmt (ärztliche Anordnung)

Material

- instillierfertiges Medikament (Spezialapplikator – Einmalpackung)
- evtl. Material zum Legen eines Einmalkatheters
- evtl. steriler Katheterstöpsel und Nierenschale bei liegendem Dauer- katheter
- Einmalhandschuhe

Vorbereitung

- Information für den Patienten
- Intimsphäre beachten (Wandschirm, keine Besucher)
- Medikament im Spezialapplikator anwärmen (Wasserbad)

Durchführung

- **wenn Einmalkatheter**
- Einmalkatheter einführen
- Urin abfließen lassen
- Spezialapplikator ohne Kontamination mit dem Katheter verbinden
- Instillation durch Zusammendrücken des Applikators
- Applikator mit Einmalkatheter entfernen
- Patienten bitten, erst bei normalem Harndrang die Blase zu entleeren
- Händedesinfektion
- Dokumentation

- **wenn Dauerkatheter**
- Nierenschale zwischen die Beine stellen
- Katheterstöpsel oder Schlauch- ableitung lösen (beides abwerfen)
- Urin abfließen lassen
- Spezialapplikator ohne Kontamination mit dem Katheter verbinden
- Instillation durch Zusammendrücken des Applikators
- Applikator entfernen
- Katheter mit sterilem Stöpsel ver- schließen
- nach 30–60 Minuten (ärztliche Anordnung) Katheter mit frischem Ableitungssystem verbinden
- Händedesinfektion
- Dokumentation

Beachte

1. **patientenorientiertes Verhalten**
2. **keine Routineinstillationen**
3. **Infektionsprophylaxe**
4. **Dokumentation**

NOTIZEN

Durchführung der Blasenspülung

Sinn

- Beseitigung einer Katheterverstopfung
- Entfernung von Blutkoagula aus der Blase

Vorbemerkungen

- Blasenspülungen nur auf ausdrück- liche ärztliche Anordnung
- keine Routinespülungen (dient nicht der Zystitisprophylaxe)
- absolut sterile Durchführung

Material

- sterile Spülflüssigkeit (physiologische Kochsalzlösung)
- sterile Blasenspritze (evtl. Einmalspritze)
- sterile Schüssel für die Spülflüssigkeit
- Nierenschale
- Gummiunterlage
- Einmalhandschuhe

Vorbereitung

- Information für den Patienten
- Intimsphäre beachten (Wandschirm, keine Besucher)
- evtl. Spülflüssigkeit im Wasserbad anwärmen

Durchführung

- steriles Material vorbereiten (Spülflüssigkeit in sterile Schüssel gießen)
- Nierenschale zwischen die Beine stellen (evtl. Gummituch unterlegen)
- Schlauchableitung lösen und abwerfen
- evtl. Urin abfließen lassen
- gefüllte Blasenspritze ohne Kontamination mit dem Katheter verbinden
- ca. 50–100 ml Spülflüssigkeit einspritzen
- Flüssigkeit in die Nierenschale ablaufen lassen
- evtl. Aspiration bei Blutkoagula
- Spülung 2–3 mal wiederholen bzw. bis der Katheter durchgängig ist (Rückflußmenge kontrollieren)
- Katheter mit frischem Ableitungssystem verbinden

Pflegerische Nacharbeiten

- Auffanggefäß entfernen
- Einmalblasenspritze, Einmalspülschüssel und Reste der Spülflüssigkeit abwerfen
- Blasenspritze (Glas) und Spülschüssel (Metall) desinfizieren, reinigen und sterilisieren

- Händedesinfektion
- Dokumentation

Beachte

1. **patientenorientiertes Verhalten**
2. **keine Routinespülungen**
3. **sterile Durchführung**
4. **Rückflußmenge und Beimengungen**
5. **Infektionsprophylaxe**
6. **Dokumentation**

NOTIZEN

_____

_____

_____

_____

4
Darmeinläufe

Zweck

- Entleerung des Darmes bei Verstopfungen
- Anregung der Darmperistaltik
- Darmreinigung vor Untersuchungen und Operationen
- Einbringen von Röntgenkontrastmitteln

Möglichkeiten

- Klistier
- Reinigungseinlauf
- hoher Einlauf
- Schaukeleinlauf (Schwenkeinlauf)

NOTIZEN

_____

_____

_____

_____

Klistier

Sinn

- Anregung der Darmperistaltik
- Erweichung des Stuhls
- Beseitigung einer rektalen Obstipation

Material

- Einmal-Klistier (Microklist, Practo-Clyss, Klysma-salinisch)
- Plastikhandschuhe
- Zellstoff
- Nierenschale
- Vaseline
- evtl. Steckbecken (Nachtstuhl)

Vorbereitung

- Durchführung nur auf ärztliche Anordnung
- Klysma im Wasserbad erwärmen
- Patienten entsprechend informieren

Durchführung

- Intimsphäre beachten (Wandschirm, keine Besucher)
- Patient in linker Seitenlage (evtl. Rückenlage)
- Einmalhandschuhe anziehen
- Kappe der Plastikflasche entfernen und Ansatzrohr einfetten
- Ansatzrohr in den Mastdarm einführen
- Flascheninhalt auspressen oder ausrollen
- Einmalflasche zusammengerollt oder zusammengepreßt entfernen und abwerfen
- den Patienten bitten, die Darmentleerung möglichst lange hinauszuzögern (intensivere Wirkung)

Pflegerische Nacharbeiten

- Händedesinfektion
- Erfolgskontrolle – Stuhlbeobachtung
- Dokumentation

Beachte

1. **patientenorientiertes Verhalten**
2. **Infektionsprophylaxe**
3. **Dokumentation**

NOTIZEN

_____

_____

_____

_____

Reinigungseinlauf

Sinn

- Erzeugung eines Entleerungsreizes
- Erweichung des Stuhls
- Anregung der Darmperistaltik
- Abführen des Darminhaltes

Vorbemerkungen

- **mechanische Reizung**
- durch das Darmrohr
- durch den Druck der einlaufenden Flüssigkeit
- **thermische Reizung**
- Spülflüssigkeit mit einer Temperatur von 2–3 Grad unter der Körpertemperatur hat eine stark abführende Wirkung
- **chemische Reizung**
- Glycerin (20 ml/Liter) hat eine flüssigkeitsentziehende und stark abführende Wirkung
- Kamillosan (3–5 ml/Liter) hat eine schleimhautberuhigende Wirkung
- hypertone Kochsalzlösung (1 Eßlöffel/Liter) hat eine stark flüssigkeitsentziehende und abführende Wirkung
- Öle (20 ml/Liter) haben eine stuhlaufweichende Wirkung
- medikamentöse Zusätze (X-Prep, Verpaque) haben eine peristaltikanregende und luftbindende Wirkung

Material

- Irrigator mit Schlauch und Über-
  leitungsstück (evtl. gebrauchsfertiger
  Einlauf – „Practo-Clyss-Einlauf")
- 1 Liter Spülflüssigkeit – Wasser
  (evtl. mit Zusatz)
- Einmaldarmrohr
- anatomische Klemme
  (Schlauchklemme)
- Plastikhandschuhe
- Zellstoff
- Nierenschale
- Vaseline
- Gummiunterlage
- evtl. Steckbecken (Nachtstuhl)

Vorbereitung

- Durchführung nur auf ärztliche
  Anordnung
- Spülflüssigkeit (ca. 35 Grad Celsius)
  in den abgeklemmten Irrigator füllen
  (Zusätze auf ärztliche Anordnung)
- Schlauchsystem entlüften
- Darmrohr einfetten (Öffnungen nicht
  verstopfen)
- Patienten entsprechend informieren

Durchführung

- Intimsphäre beachten (Wandschirm,
  keine Besucher)
- Patienten vor Zugluft schützen
  (Fenster und Türen schließen)
- Patient in flacher linker Seitenlage mit
  angewinkelten Beinen (evtl. Rückenlage mit angewinkelten Beinen)
- Gummiunterlage und Zellstoff
  unterlegen
- Einmalhandschuhe anziehen
- eingefettetes Darmrohr einführen
  (8–10 cm)
- bei Widerstand Darmrohr etwas
  zurückziehen und drehen
- Darmrohr mit dem Irrigatorschlauch
  verbinden

- Schlauchklemme entfernen und Irrigator ca. 30–50 cm über den Patienten
  halten
- Patienten zum ruhigen Ein- und
  Ausatmen auffordern
- falls Druck für den Patienten zu groß
  wird, zwischenzeitlich Irrigatorschlauch abklemmen
- bevor Irrigator völlig leer ist, Schlauch
  abklemmen und Darmrohr entfernen
- Patienten bitten, Einlaufflüssigkeit
  noch einige Zeit zurückzuhalten

Pflegerische Nacharbeiten

- Patienten evtl. zur Toilette begleiten
  (Strümpfe, Hausschuhe, Bademantel)
  oder auf das Steckbecken setzen
- Erfolgskontrolle – Stuhlbeobachtung
- Irrigator desinfizieren, Darmrohr
  verwerfen
- Dokumentation

Beachte

1. **patientenorientiertes Verhalten**
2. **zwischenzeitliche Pulskontrollen**
3. **Stuhlbeobachtung**
4. **Infektionsprophylaxe**
5. **Dokumentation**

NOTIZEN

_____

_____

_____

_____

Hoher Einlauf

Sinn

- Reinigung des Colon ascendens,
  Colon transversum und Colon descen-
  dens vor Rö.-Untersuchungen oder
  operativen Eingriffen im Dickdarm-
  Bereich

Material

- Irrigator mit Schlauch und Überleitungsstück
- 1,5 Liter Spülflüssigkeit – Wasser (evtl. mit Zusatz)
- Einmaldarmrohr
- anatomische Klemme (Schlauchklemme)
- Plastikhandschuhe
- Zellstoff
- Nierenschale
- Vaseline
- Gummiunterlage
- evtl. Steckbecken (Nachtstuhl)

Vorbereitung

- Durchführung nur auf ärztliche Anordnung
- Spülflüssigkeit (ca. 37 Grad Celsius) in den abgeklemmten Irrigator füllen (Zusätze auf ärztliche Anordnung)
- Schlauchsystem entlüften
- Darmrohr einfetten (Öffnung nicht verstopfen)
- Patienten entsprechend informieren

Durchführung

- Intimsphäre beachten (Wandschirm, keine Besucher)
- Patienten vor Zugluft schützen (Fenster und Türen schließen)
- Patient in Knie-Ellenbogen-Lage, evtl. flache Rückenlage (Oberkörpertieflagerung)
- Gummiunterlage und Zellstoff unterlegen
- Einmalhandschuhe anziehen
- eingefettetes Darmrohr einführen (10–15 cm)
- bei Widerstand Darmrohr etwas zurückziehen und drehen
- Darmrohr mit dem Irrigatorschlauch verbinden
- Schlauchklemme entfernen und Irrigator ca. 50–80 cm über den Patienten halten

- Patienten zum ruhigen Ein- und Ausatmen auffordern
- falls Druck für den Patienten zu groß wird, zwischenzeitlich Irrigatorschlauch abklemmen
- bevor Irrigator völlig leer ist, Schlauch abklemmen und Darmrohr entfernen
- Patienten bitten, Einlaufflüssigkeit noch einige Zeit zurückzuhalten

Pflegerische Nacharbeiten

- Patienten evtl. zur Toilette begleiten (Strümpfe, Hausschuhe, Bademantel) oder auf das Steckbecken setzen
- Erfolgskontrolle – Stuhlbeobachtung
- Irrigator desinfizieren, Darmrohr verwerfen
- Dokumentation

Beachte

1. patientenorientiertes Verhalten
2. zwischenzeitliche Pulskontrollen
3. Stuhlbeobachtung
4. Infektionsprophylaxe
5. Dokumentation

NOTIZEN

Schaukeleinlauf (Schwenkeinlauf)

Sinn

- Anregung der Darmperistaltik bei Darmatonie
- Förderung des Abgangs von Darmgasen

Material

- Irrigator mit Schlauch und Über-leitungsstück
- 1–1,5 Liter Spülflüssigkeit – Wasser (evtl. mit Zusatz)
- Einmaldarmrohr
- anatomische Klemme (Schlauchklemme)
- Plastikhandschuhe
- Zellstoff
- Nierenschale
- Vaseline
- Gummiunterlage
- evtl. Steckbecken (Nachtstuhl)

Vorbereitung

- Durchführung nur auf ärztliche Anordnung
- Spülflüssigkeit (ca. 37 Grad Celsius) in den abgeklemmten Irrigator füllen (Zusätze auf ärztliche Anordnung)
- Schlauchsystem entlüften
- Darmrohr einfetten (Öffnung nicht verstopfen)
- Patienten entsprechend informieren

Durchführung

- Intimsphäre beachten (Wandschirm, keine Besucher)
- Patienten vor Zugluft schützen (Fenster und Türen schließen)
- Patient in flacher linker Seitenlage mit angewinkelten Beinen (evtl. Rückenlage mit angewinkelten Beinen)
- Gummiunterlage und Zellstoff unterlegen
- Einmalhandschuhe anziehen
- eingefettetes Darmrohr einführen (10–15 cm)
- bei Widerstand Darmrohr etwas zurückziehen und drehen
- Darmrohr mit dem Irrigatorschlauch verbinden
- Schlauchklemme entfernen und Irrigator ca. 30–50 cm über den Patienten halten

- Patienten zum ruhigen Ein- und Ausatmen auffordern
- wenn der Druck für den Patienten zu groß wird oder der Irrigator fast leer ist, Irrigator 20–40 cm unter den Patienten halten
- Einlaufflüssigkeit und evtl. Darmgase gelangen in den Irrigator zurück
- nach völligem Zurückfließen der Spülflüssigkeit Irrigator erneut 30–50 cm über den Patienten halten und Spülflüssigkeit einlaufen lassen
- Vorgang wird wiederholt bis die Spülflüssigkeit trüb wird oder genügend Darmgase abgegangen sind
- Vorgang wird abgebrochen, wenn er für den Patienten eine zu große Kreislaufbelastung bedeutet (Pulskontrollen)

Pflegerische Nacharbeiten

- Patienten evtl. zur Toilette begleiten (Strümpfe, Hausschuhe, Bademantel) oder auf das Steckbecken setzen
- Erfolgskontrolle – Stuhlbeobachtung
- Irrigator desinfizieren und reinigen, Darmrohr verwerfen
- Dokumentation (Anzahl der Schaukeleinläufe)

Beachte

1. **patientenorientiertes Verhalten**
2. **zwischenzeitliche Pulskontrollen**
3. **Stuhlbeobachtung**
4. **Abgang von Darmgasen**
5. **Infektionsprophylaxe**
6. **Dokumentation**

NOTIZEN

_____

_____

_____

_____

5
Infusionen

- **Infusionslösungen**
- **Durchführung**
- **Überwachung**

Zweck

- parenterale Verabreichung von verschiedenen Flüssigkeiten
- parenterale Ernährung
- Offenhalten von venösen Zugängen

Vorbemerkungen

- **Infusionen nur nach ärztlicher Anordnung**
- **zu beachten sind**
- Dosierung
- Konzentration
- Verabreichungsart
- Verabreichungszeit (Tropfenzahl/Minute)
- Dosierungshinweis (Herstellerhinweis)
- Art, Beschaffenheit, Zusammensetzung
- Auflösung von Trockensubstanzen zur Infusion (Herstellerhinweis)
- Trübungen, Ausfällungen, Verfärbungen
- Lagerungshinweise
- Verfalldatum

NOTIZEN

_____
_____
_____
_____

Infusionslösungen

- **Lösungen zur parenteralen Ernährung**
  Aminosäurelösungen
  Kohlenhydratlösungen
  Fettlösungen
  Kalorische Lösungen
- **Elektrolytlösungen**
  Blutisotone Grundlösungen
  Bilanzierende Elektrolytlösungen
  Vollelektrolytlösungen
  Korrigierende Elektrolytlösungen
- **Onko- und Osmotherapeutika**
  Onkotherapeutika
  Kolloidaler Volumenersatz
  Osmotherapeutika
- **Leberschutzlösungen**
- **Haemoderivate zur Infusion (Serumprotein bzw. Albuminlösungen)**
  reine Serumderivate
  Serumderivate in Kombination
- **sonstige Infusionslösungen**

Möglichkeiten

- **intravenöse Infusion**
- durch peripheren oder zentralen venösen Zugang
- **intraarterielle Infusion**
- arterielle Druckinfusion von gefäßerweiternden Substanzen
- **subcutane Infusion** (seltene Anwendung)
- durch spezielle Kanülen unter die Haut

Durchführung

- **Sterilität**
- Infektionsprophylaxe
- Infusionsflaschen und Infusionsbeutel erst unmittelbar vor Gebrauch öffnen (anstechen)
- keine Aufbewahrung von Infusionsflaschen und Infusionsbeuteln nach Perforation der Verschlußkappe
- restliche Flüssigkeitsmengen nicht mehr verwenden
- pro Flasche ein neues Infusionsbesteck verwenden

- Laufzeit pro Infusion maximal 12 Stunden
- Durchstichstellen an Flaschen und Beuteln zweimal desinfizieren
- für jede Zugabe von Medikamenten neue sterile Kanüle benutzen
- Konus des Schlauchsystems bis zum Anschluß mit Plastikhülle verschlossen halten
- **Mehrfach-Infusionen**
- angeordnete Reihenfolge (Flaschen numerieren) und Tropfenzahl einhalten
- **Zusätze**
- sachgemäßes Aufziehen der Medikamente
- Zusätze unter sterilen Kautelen in die stehende Infusionsflasche einspritzen
- kurzfristig zusätzliche Kanüle zur Verhinderung eines Überdrucks einstechen (bei großen Mengen)
- während der Einspritzung fraktioniert Luft aus der Flasche ansaugen (bei kleinen Mengen)
- auf Ausfällungen achten
- Zusätze auf der Flasche vermerken und/oder leere Ampullen an die Flasche kleben
- nach Einspritzung erneute Desinfektion
- **Infusionsbesteck**
- Infusionssysteme nur aus intakter Verpackung benutzen
- Einstechen des sterilen Infusionsbesteckes
- Flüssigkeitsspiegel in der Tropfkammer herstellen (½- bis ⅔- Füllung)
- Schlauchsystem entlüften
- **Anlegen der Infusion**
- Information für den Patienten
- Blasenentleerung
- Klingel und benötigte Gegenstände in erreichbarer Nähe des Patienten
- Anschluß an Kanüle oder liegenden Gefäßkatheter
- bei Simultan-Infusion entsprechende Ansatzstücke verwenden
- Schlauchsystem und Arm des Patienten gut fixieren (Armschiene)

- **Einstellen der Infusionsgeschwindigkeit**
- Infusionszeitraum nach ärztlicher Anordnung
- wenn nur Infusionsdauer angeordnet, errechnet sich Tropfenzahl pro Minute wie folgt:

$$\frac{\text{Infusionsmenge (ml) x 20}}{\text{Infusionsdauer (Min.)}} = \text{Tropf./Min.}$$

oder

$$\frac{\text{Infusionsmenge (ml)}}{\text{Infusionsdauer (Std.) x 3}} = \text{Tropf./Min.}$$

- errechnete Tropfenzahl auf Flasche vermerken
- wiederholte Kontrollen der eingestellten Tropfenzahl
- für kontinuierliche Einlaufgeschwindigkeit sorgen (keine Schnellinfusion nach Überschreitung der Infusionsdauer)
- in der Regel 40–60 Tropfen/Minute, wenn kein ärztliche Anordnung oder Gegenindikation besteht
- Dokumentation
- **Überwachung des Patienten**
- Beobachtung des Allgemeinzustandes
- bei Unverträglichkeit (allergische Reaktionen) Infusion abstellen – Arztruf
- auf Schwellungen und Rötungen achten (besonders bei Infundierung durch Kanüle)
- wenn Infusion paravenös läuft, Schlauch abklemmen – Arztruf
- **Venenpflege**
- Alkoholkompressen (Hautkontrollen)
- Auftragen von antiphlebitischer Salbe
- **Injektionen in liegende Systeme**
- nur auf ausdrückliche ärztliche Anordnung
- nur vorgesehene Injektionsstellen an Kanülen, Schlauchsystemen und Verbindungsstücken benutzen (Desinfektion)
- Überprüfung der Zumischbarkeit von Medikamenten zur Infusionslösung (Herstellerinformationen)

- Injektionsgeschwindigkeit der Tropfgeschwindigkeit anpassen (unter Weiterführung der Infusion, falls keine Gegenindikation)
- **Infusionen mittels Infusionspumpen (Motorspritzen)**
- genaue Dosierung der Flüssigkeitszufuhr über Stunden und Tage möglich (intravenös und intraarteriell)
- automatische Abschaltung und optischer/akustischer Alarm bei leerer Infusionsflasche, leerer Injektionsspritze oder gestörter Tropfenfolge
- Gebrauchsanweisung der Hersteller genau beachten
- Pflegepersonal wird nicht von der Überwachung entbunden

Beachte

1. **gute Betreuung des Patienten**
2. **Vitalwertkontrollen**
3. **besondere Überwachung des Patienten bei Infundierung von kaliumhaltigen-, THAM-haltigen-, alkalisierenden- oder ansäuernden Lösungen (Atemdepression, Herzrhythmusstörungen, Kammerflimmern, Nekrosegefahr)**
4. **keine Simultan-Infusion mit fetthaltigen Lösungen**
5. **exakte Tropfgeschwindigkeit**
6. **genaue Dokumentation (Flüssigkeitsbilanz)**
7. **Infektionsprophylaxe**

NOTIZEN

_____

_____

_____

_____

6
Inhalationen

Zweck

- Verhütung von Atelektasen
- Anfeuchten der Atemluft
- Anfeuchten der Tracheal- und Bronchialschleimhaut
- Behandlung obstruktiver Ventilationsstörungen
- Verminderung erhöhter Atemarbeit
- Rehabilitation chronischer Lungenkrankheiten
- Prophylaxe in der postoperativen Phase

Möglichkeiten

- **Luftbefeuchtung (Inhalation) durch Verdampfungsapparate**
- Bronchitiskessel
- Defensor
- Kopfdampfbad
- **Inhalationen durch Aerosolapparate**
- Vernebelung durch Ultraschall
- Vernebelung durch Preßluft
- Vernebelung durch Sauerstoff
- Inhalation durch Beatmungsgeräte
- Inhalation durch die künstliche Nase

NOTIZEN

_____

_____

_____

_____

Bronchitiskessel

Sinn

- Befeuchtung der Einatmungsluft
- Anfeuchtung der oberen Luftwege

Planung

- nach ärztlicher Anordnung mehrmals täglich für ca. 10–15 Minuten

- Verwendung von Aqua dest. (keine medikamentösen Zusätze)
- Aufheizen außerhalb des Patienten-zimmers

Durchführung

- Patienten informieren
- Kessel ca. 1,50 m vor dem Patienten placieren (Düse Richtung Gesicht)
- Haare abdecken
- Fenster schließen
- Patienten anweisen, tief und mit offenem Mund zu atmen
- Schelle in erreichbarer Nähe, Zeituhr stellen
- Gesicht des Patienten nach Inhalation abfrottieren
- Dokumentation

Beachte

1. **Verbrennungsgefahr**
2. **Düse des Dampfrohres regelmäßig säubern**

NOTIZEN

_____

_____

_____

_____

Defensor

Sinn

- arbeitet nach dem Prinzip der Wasser-verdampfung und dient der Raumluft-anfeuchtung (Klimaanlage)

NOTIZEN

_____

_____

_____

_____

Kopfdampfbad

Sinn

- durchblutungsfördernd, entzündungs-hemmend und sekretlösend vorwie-gend im Bereich der Nase und Nasen-nebenhöhlen

Material

- Schüssel
- kochendes Wasser
- verordneter Medikamentenzusatz
- Badetuch
- Handtuch
- Sputumbecher
- Zellstoff

Vorbereitung

- Patienten informieren
- Patienten an einen Tisch setzen (vor Zugluft schützen)

Durchführung

- Schüssel so placieren, daß bequeme Dampfinhalation möglich ist
- zur Erhöhung der Wirksamkeit Kopf und Schüssel mit Badetuch umhüllen
- Patienten ca. 15 Minuten Wasserdampf durch die Nase inhalieren lassen
- Gesicht des Patienten nach der Inhalation abfrottieren
- Dokumentation

NOTIZEN

_____

_____

_____

_____

Vernebelung durch Ultraschall

Sinn

- Befeuchtung der oberen Atemwege
- Einbringen von Medikamenten in die unteren Atemwege
- Langzeittherapie (maskenunabhängig)

Material

- Ultraschallvernebler
- steriles Aqua dest.
- angeordnete Medikamente

Vorbereitung

- siehe Gebrauchsanleitung der Hersteller

Durchführung

- Düse des Verneblers auf Mund und Nase bzw. Trachealtubus oder Trachealkanüle richten
- Anwendungsdauer nach ärztlicher Anordnung
- Dokumentation

Beachte

1. **regelmäßige Desinfektion/Sterilisation von Behältern und Schlauchsystemen**

NOTIZEN

_____

_____

_____

_____

Vernebelung durch Preßluft oder Sauerstoff

Sinn

- Befeuchtung der Atemwege
- Einbringung von Medikamenten (Bronchodilatatoren, Antibiotika, Sekretolytika)

Material

- entsprechendes Inhalationsgerät (Aerosolapparat) mit Mundstück oder Maske
- Medikamentenbehälter
- Sputumbecher
- Zellstoff

Vorbereitung

- Information für den Patienten
- Medikament in angeordneter Konzentration einfüllen
- Funktionskontrolle

Durchführung

- Maske vor den geöffneten Mund halten bzw. Mundstück in den Mund nehmen lassen
- Patient soll langsam und tief atmen
- Inhalationsdauer nach Anordnung
- Dokumentation

Pflegerische Nacharbeiten

- Maske, Mundstück und Medikamentenbehälter reinigen und desinfizieren/sterilisieren
- zur Düsenreinigung Aqua dest. vernebeln

Beachte

1. **für jeden Patienten separate Maske**
2. **Dosierung und Inhalationsdauer einhalten**
3. **Vitalwertkontrollen bei obstruktiven Ventilationsstörungen**

NOTIZEN

_____

_____

_____

_____

Inhalation durch Beatmungsgeräte

Durchführung

- siehe Beatmung

NOTIZEN

_____

_____

_____

_____

Inhalation durch die künstliche Nase

Durchführung

- siehe Beatmung

NOTIZEN

_____

_____

_____

_____

7
Injektionen

Zweck

- Verabreichung eines Medikamentes mittels Spritze und Hohlnadel direkt in das Gewebe oder das Gefäßsystem zur Diagnostik und Therapie

- parenterale Verabreichung von Medikamenten unter Ausschaltung der Resorptionsvorgänge im Verdauungstrakt
- Wirkungseintritt, Wirkungsdauer und Wirkungsstärke von Medikamenten sind im Gegensatz zur oralen Verabreichung kalkulierbar

Vorbemerkungen

- **Injektionen nur nach ärztlicher Anordnung**
- **zu beachten sind**
- Dosierung
- Konzentration
- Verabreichungsart
- Verabreichungszeit
- Verabreichungsort
- Verabreichungsgeschwindigkeit
- Resorptionszeit
- Dosierungshinweise (Hersteller)
- Auflösung von Trockenampulien (Hersteller-Hinweis)
- Art und Beschaffenheit (alkoholische Lösungen, wäßrige Lösungen, ölige Lösungen, Emulsionen, Suspensionen)
- Trübungen
- Ausfällungen
- Verfärbungen
- Lagerungshinweise
- Verfalldatum
- **Umgang mit Injektionslösungen (Trockenampullen)**
- Trockensubstanzen erst kurz vor der Injektion auflösen
- Gummikappe und Metallring vor Durchstich desinfizieren
- richtiges Lösungsmittel verwenden (unter Wahrung der Sterilität)
- vollständiges Auflösen der Trockenampullen abwarten (evtl. schütteln)
- Aufziehkanüle gegen Injektionskanüle auswechseln
- Plastikhülle der Kanüle erst unmittelbar vor der Injektion entfernen

- bei Mehrfachentnahme Haltbarkeits-
dauer nach Auflösung beachten
(Auflösungsdatum und Konzentration
auf Ampullenetikett notieren)
- Luft aus der Spritze entfernen
- wird Injektion durch zweite Person
vorgenommen, Ampullen zur Spritze
stellen (evtl. Spritze beschriften)
- **Umgang mit Injektionslösungen
(Glasampullen)**
- vor Aufsägen den Ampullenhals durch
Beklopfen von Flüssigkeit befreien
- Ampullenhals mittels Tupfer abbrechen
(Verletzungsgefahr)
- Medikament unter sterilen Kautelen
aufziehen
- Aufziehkanüle gegen Injektionskanüle
auswechseln
- Plastikhülle erst unmittelbar vor der
Injektion entfernen
- Luft aus der Spritze entfernen
- wird Injektion durch zweite Person
vorgenommen, Ampullen zur Spritze
legen (evtl. Spritze beschriften)
- **Umgang mit Injektionslösungen
(Stechampullen zur Mehrfachentnahme)**
- Gummikappe und Metallring vor jeder
Entnahme desinfizieren
- jede Entnahme mit neuer steriler
Kanüle
- keine „Dauerentnahmekanüle"
benutzen
- bei Entnahme größerer Mengen entsprechende Menge Luft einspritzen
- Aufziehkanüle gegen Injektionskanüle
auswechseln
- Plastikhülle erst unmittelbar vor der
Injektion entfernen
- erste Entnahme auf der Ampulle vermerken (Herstellerhinweis über Haltbarkeit nach der ersten Entnahme
beachten)
- Luft aus der Spritze entfernen
- wird Injektion durch zweite Person
vorgenommen, Stechampulle zur
Spritze stellen (evtl. Spritze beschriften)

Möglichkeiten

- intrakutane Injektion (i.c.)
- subkutane Injektion (s.c.)
- intramuskuläre Injektion (i.m.)
- intravenöse Injektion (i.v.)
- intraarterielle Injektion (i.a.)
- intrakardiale Injektion
- intraartikuläre Injektion
- intralumbale Injektion

NOTIZEN

_____

_____

_____

_____

_____

Intrakutane Injektion

Sinn

- Injektion in die Haut (Epidermis)
- Verabreichung von Impf- und Test-
stoffen
- Verabreichung von Lokalanästhetika

Vorbemerkungen

- Punktionsorte sind Unterarminnen-
seiten, Oberarmaußenseiten, Haut über
dem großen Brustmuskel, Oberschenkelaußenseiten

Material

- Desinfektionsmittel (Haut und Hände)
- entsprechende sterile Spritze (fein-
graduiert, z. B. Tuberkulin- oder
Mantoux-Spritze) mit Testserum oder
Impfstoff
- Kanülen Nr. 17–20
- Tupfer
- evtl. Fettstift
- Abwurfbehälter

Vorbereitung

- Information für den Patienten
- Medikament sachgemäß aufziehen
- Patienten entsprechend bequem lagern

Durchführung

- Injektionsstelle zweimal desinfizieren
- Haut anspannen
- Injektionsnadel flach zur Haut einstechen, bis Kanülenöffnung nicht mehr sichtbar
- angeordnete Injektionslösung langsam injizieren
- bei korrekter Injektion hebt sich oberste Hautschicht ab (Quaddelbildung)
- Kanüle (ohne Gegendruck mit dem Tupfer) herausziehen
- bei Mehrfachinjektionen jeweils neue Kanüle benutzen
- Hautquaddeln zur Reaktionskontrolle mit Fettstift markieren
- Dokumentation

Beachte

1. **Anweisung an den Patienten – Waschen, Berühren, Auftragen von Salben im Bereich der Injektionsstelle nicht erlaubt**
2. **Lokal- und Allgemeinreaktionen beachten und dokumentieren**
3. **keine Injektionen in entzündlich oder ödematös geschädigtes Gewebe**
4. **Infektionsprophylaxe**
5. **Dokumentation**

NOTIZEN

Subkutane Injektion

Sinn

- Injektion in das Unterhautzellgewebe (Subcutis)
- verzögerter Wirkungseintritt des injizierten Medikamentes
- Verabreichung von isotonischen Lösungen

Vorbemerkungen

- Punktionsorte sind Oberschenkelaußenseiten, Oberschenkelvorderseiten, Oberarmaußenseiten, Bauchdecke, Flanken

Material

- Desinfektionsmittel (Haut und Hände)
- entsprechende sterile Spritze (Insulinspritze) mit aufgezogenem Medikament
- Kanülen Nr. 14–17
- Tupfer
- Abwurfbehälter

Vorbereitung

- Information für den Patienten
- Medikament sachgemäß aufziehen
- Patienten entsprechend bequem lagern

Durchführung

- Injektionsstelle zweimal desinfizieren
- Haut mit Daumen und Zeigefinger anheben
- Injektionskanüle im Winkel von ca. 45 Grad einstechen
- Kontrollaspiration
- bei Blutaspiration erneute Injektion mit neuer Kanüle an anderer Stelle
- angeordnetes Medikament langsam injizieren
- Tupfer auf Injektionsstelle drücken und Kanüle herausziehen

- durch leichten Druck mit kreisenden Bewegungen Medikament im Unterhautzellgewebe verteilen
- Dokumentation

Beachte

1. **keine Injektion bei Mangeldurchblutungen, Ödemen, Entzündungen**
2. **Schmerzhaftigkeit bei Injektionen von hypo- oder hypertonen- und stark sauren- oder alkalischen Lösungen (Unterhautgewebsnekrosen)**
3. **keine Injektion von öligen Medikamenten**
4. **Gefahr der intravasalen Injektion bei nicht erfolgter Probeaspiration**
5. **Infektionsprophylaxe**
6. **Dokumentation**

NOTIZEN

Intramuskuläre Injektion

Sinn

- Injektion in das Muskelgewebe
- Verarbreichung von öligen und stark konzentrierten Medikamenten und Suspensionen
- gute Resorption
- leicht verzögerter Wirkungseintritt

Vorbemerkungen

- **Injektionsorte**
- ventraler Glutäalmuskel – ventroglutäale Injektion nach Hochstetter – (Dreieck zwischen Cristae iliacae, Spina iliaca und Trochanter major)
- mittleres Drittel der Außenseite der Oberschenkel
- mittleres Drittel der Außenseite der Oberarme

Material

- Desinfektionsmittel (Haut und Hände)
- entsprechende sterile Spritze mit aufgezogenem Medikament
- Kanülen Nr. 1–2 (bei adipösen Patienten überlange Kanülen)
- Tupfer
- Abwurfbehälter

Vorbereitung

- Information für den Patienten
- Medikament sachgemäß aufziehen
- Patienten entsprechend bequem lagern

Durchführung

- Injektionsstelle zweimal desinfizieren
- Haut leicht spannen oder kneifendes Fassen des Applikationsortes zwischen Daumen und Zeigefinger
- senkrechtes ruckartiges Einstechen der Kanüle
- Kontrollaspiration
- bei Blutaspiration erneute Injektion mit neuer Kanüle an anderer Stelle mit frisch aufgezogenem Medikament
- angeordnetes Medikament langsam injizieren
- Tupfer auf Injektionsstelle drücken und Kanüle herausziehen
- einige Sekunden leichten Druck mit kreisenden Bewegungen auf Injektionsstelle ausüben
- Dokumentation

Beachte

1. **keine Injektion bei Blutungsneigung, Schock, Ödemen, entzündlichen Prozessen**
2. **bei häufigen Injektionen Injektionsort wechseln**
3. **häufige Injektionen in den Oberschenkel erschweren die Mobilisation (Schmerzen)**

4. **Schmerzen und Parästhesien bei der Injektion erfordern unbedingt neue Injektion an anderer Stelle mit neuer Kanüle und Meldung an den Arzt**
5. **Gefahr des Kanülenbruchs am Konusansatz (nicht bis Konus einstechen)**
6. **Hämatom- und Abszeßbildung**
7. **Reaktion des Patienten berücksichtigen**
8. **Infektionsprophylaxe**
9. **Vitalwertkontrolle**
10. **Dokumentation**

NOTIZEN

_____

_____

_____

_____

Intravenöse Injektion

Sinn

- Injektion in das venöse System
- schneller Eintritt der Wirksamkeit
- keine Verzögerung durch Resorptionsvorgänge
- Vermeidung von Gewebsnekrosen bei hypo- oder hypertonen Lösungen

Vorbemerkungen

- **i.v. Injektionen sind grundsätzlich ärztliche Maßnahmen**
- Injektionen durch das Pflegepersonal nur nach ärztlicher Anordnung
- Punktionsorte sind gut sicht- und tastbare Venen der Unterarme und der Handrücken (keine Venen der Ellenbeuge)
- möglichst in distal gelegene Venen injizieren (bei evtl. Thrombosierung kann dann auf proximal gelegene Venen zurückgegriffen werden)

- verhärtete Venen sind nicht zur Injektion geeignet
- Injektion in liegende Venenkatheter

Material

- Desinfektionsmittel (Haut und Hände)
- entsprechende sterile Spritze mit aufgezogenem Medikament
- Kanülen Nr. 1–14
- Staubinde oder Blutdruckmanschette
- Lagerungskissen
- Tupfer
- Pflaster
- Zellstoff
- Abwurfbehälter

Vorbereitung

- Information für den Patienten
- Medikament sachgemäß aufziehen
- Patienten entsprechend bequem lagern
- Verbesserung der Venendarstellung durch feucht-warme Umschläge, warmes Hand- oder Unterarmbad oder Herunterhängen des Armes für einige Minuten

Durchführung

- Staubinde oder Blutdruckmanschette anlegen (80–100 mm Hg/100–130 mbar)
- Venendarstellung wird verbessert durch mehrmaliges Öffnen und Schließen der Hand
- ausgewählte Punktionsstelle zweimal desinfizieren
- Haut über der Vene fixieren
- Kanüle in die Vene einführen (flacher Einstichwinkel)
- Blutaspiration zur Kontrolle der richtigen Kanülenlage
- Stauung lösen
- Tupfer unterlegen
- angeordnetes Medikament **langsam injizieren**

- Puls, Atmung und Hautfarbe kontrollieren
- Patientenempfindungen erfragen
- zwischenzeitliche Kontrollaspiration
- bei Spritzenwechsel (Mehrfach-injektion) Vene mit Finger an der Kanülenspitze komprimieren
- nach Beendigung der Injektion Tupfer auf Punktionsstelle drücken und Kanüle herausziehen
- einige Sekunden Punktionsstelle komprimieren (Hämatom)
- evtl. Schutzverband anlegen
- Dokumentation

Beachte

1. **evtl. Nebenwirkungen**
2. **keine Injektion von ölhaltigen Lösungen (Fettembolie)**
3. **kardiologische und/oder respirato-rische Komplikationen**
4. **bei nicht sicherer venöser Kanülen-lage Injektion abbrechen (sonst paravenöse Injektion und Hämatom-bildung)**
5. **Gefahr der intraarteriellen Injektion**
6. **erhöhte Gefahr der Hämatombildung bei Patienten mit Gerinnungsstö-rungen – Antikoagulantien (längere Kompression)**
7. **Infektionsprophylaxe**
8. **Vitalwertkontrolle**
9. **Dokumentation**

NOTIZEN

Intraarterielle Injektion

Sinn

- Injektion in das arterielle System
- Verabreichung von gefäßerweiternden Substanzen
- Injektion von Röntgenkontrastmitteln (Angiographie)

Vorbemerkungen

- Punktionsorte sind Arteria carotis, Arteria subclavia, Arteria cubitalis, Aorta abdominalis, Arteria femoralis
- spezielle Darstellung mit Hilfe von Arterienkathetern

Material

- evtl. Rasiermaterial
- Desinfektionsmittel (Haut und Hände)
- Lokalanästhetikum
- angeordnete Medikamente (evtl. Kontrastmittel)
- Zellstoff
- Sandsäckchen
- elastische Binde
- Pflaster
- Lagerungsmittel
- Abwurfbehälter
- **steriles Material**
- 10 ml Spritze mit Kanülen zur Lokalanästhesie
- entsprechende sterile Spritze (evtl. automatische Spritze) mit auf-gezogenem Medikament
- Punktionskanülen mit Mandrin (12–18 cm)
- Handschuhe
- Lochtuch
- Verbandmaterial

Vorbereitung

- Patienten ausführlich informieren
- Patient soll nüchtern sein
- Rasur der Punktionsstelle

- Blasenentleerung
- **entsprechende Lagerung**
- Arteria carotis interna – Schulter leicht erhöht, Kopf in Mittelstellung rekliniert
- Arteria subclavia – Schulter leicht erhöht
- Arteria cubitalis – Arm abduziert und gestreckt
- Aorta abdominalis – Seitenlage oder sitzend
- Arteria femoralis – Gesäßhälfte hochlagern (Penis und Skrotum fixieren)

Durchführung

- Desinfektion der Punktionsstelle
- Lokalanästhetikum und angeordnete Medikamente sachgemäß aufziehen
- nach erfolgter Anästhesie erneute Desinfektion
- Lochtuch auflegen
- Punktionskanüle mit Mandrin anreichen
- Injektionsspritze bereithalten
- nach erfolgter Punktion Schutz- und Druckverband anlegen (evtl. Sandsäckchen auflegen)
- Dokumentation

Beachte

1. **Gonadenschutz (Pflegepersonal und Patient) bei Röntgenkontrastaufnahmen**
2. **Vitalwertkontrollen während und nach der Injektion**
3. **Hämatombildung (Hämatothorax, retroperitoneales Hämatom)**
4. **Atemnot (Pneumothorax bei Subclaviapunktion)**
5. **patientenorientiertes Verhalten**
6. **Infektionsprophylaxe**
7. **Dokumentation**

NOTIZEN

Intrakardiale Injektion
Sinn

- Injektion in die Herzkammer
- Notmaßnahme im Rahmen der Reanimation

Vorbemerkungen

- Punktionsort ist der linke 4.–5. Interkostalraum parasternal
- Injektionen von, z. B. Adrenalin, Alupent, Natriumbicarbonat, Suprarenin

Material

- Desinfektionsmittel (Haut und Hände)
- wenn möglich, sterile Handschuhe und Lochtuch
- 20 ml Spritze mit aufgezogenem Medikament
- dünne, lange Punktionskanüle (8–10 cm)
- Verbandmaterial
- Abwurfbehälter
- Pflaster

Durchführung

- Desinfektion der Punktionsstelle
- Injektionsspritze mit Kanüle anreichen
- während der Injektion Herzmassage unterbrechen
- nach erfolgter Punktion Schutzverband anlegen

Beachte

1. **bei liegendem Cava-Katheter wird Medikament bevorzugt durch diesen injiziert**
2. **Infektionsprophylaxe (soweit wie möglich)**
3. **Dokumentation**

NOTIZEN

8 Lagerung des Patienten

Zweck

- Vermeidung von Kontrakturen
- Dekubitusprophylaxe
- Verbesserung des Sekretflusses
- therapeutisch zur Erzielung einer relativen Schmerzfreiheit

Vorbemerkungen

- Lagerung in physiologischer Mittelstellung
- Berücksichtigung der durchgeführten Operation und des Zustandes des Patienten (z. B. Schienen, Gipsverbände, Extensionen)
- Lagerung entsprechend den pathologischen Veränderung
- Lagerungshilfsmittel nur sehr spärlich, aber wirkungsvoll einsetzen
- nicht geschädigte oder fixierte Gelenke regelmäßig durchbewegen
- vor jeder Lagerung oder Umlagerung Patienten über die Maßnahme informieren
- Lagerungsart dokumentieren

Möglichkeiten

- **allgemeine Lagerungen**
- 15-20-Grad Schräglage
- 30-Grad Seitenlage
- Tieflagerung der Beine
- Kopftieflagerung
- Quincke'sche Hängelage
- Hochlagerung der Beine
- **besondere Lagerungen**
- Schienenlagerung
- Gipslagerung
- spezielle Lagerungen
- Lagerung im Becken-Bein-Gipsverband
- Lagerung im Gipsbett (Gipsliegeschale)
- Lagerung im Stufenbett

15-20-Grad Schräglage

Sinn

- Vermeidung von Lagerungsschäden
- Druckentlastung des gesamten Rückenbereiches

Planung

- **Druckentlastung durch 2-stdl. Umlagerung**
- 30-Grad Schräglage links
- 30-Grad Schräglage rechts

Material

- Kissen - Schiffchen
- gerollte Decken / Schaumstoffkeile

Vorbemerkungen

- Patienten jeweilige Lagerungsvariante erklären
- Sonden, Katheter und Infusionssysteme sichern
- Patienten vorsichtig in entsprechende Lage bringen
- bei Bewußtlosen und Gelähmten beginnt jede Umlagerung mit der Kopflagerung
- Gelenke frei und in physiologischer Stellung lagern
- Lagewechsel alle zwei Stunden, nach ärztlicher Anordnung oder nach Zustand und Wunsch des Patienten

Durchführung

- dem Patienten Sinn, Zweck und Anwendung erklären
- Patienten in die Mitte legen oder sich legen lassen
- Hochklappen des Gitters an der Seite, die erhöht werden soll
- Kissen bzw. Keil oder gerollte Decke unter die angehobene Matratze schieben
- Kissen unter den Kopf, so daß der Kopf gut gestützt ist und nicht zur Seite fällt

30-Grad Seitenlage

Sinn

• Vermeidung von Lagerungsschäden
• Druckentlastung des gesamten Rückenbereiches

Planung

• **Druckentlastung durch 2-stdl. Umlagerung**
• Rückenlage
• 30-Grad Seitenlage links
• 30-Grad Seitenlage rechts

Material

• 2 Kissen - Schiffchen
• 2 Bettgitter

Vorbemerkungen

• Patienten jeweilige Lagerungsvariante erklären
• Sonden, Katheter und Infusionssysteme sichern
• Patienten vorsichtig in entsprechende Lage bringen (außer zur Rückenlage muß die Liegefläche des Bettes flach sein)
• bei Bewußtlosen und Gelähmten beginnt jede Umlagerung mit der Kopflagerung
• Gelenke frei und in physiologischer Stellung lagern
• Lagewechsel alle zwei Stunden, nach ärztlicher Anordnung oder nach Zustand und Wunsch des Patienten

Durchführung

• dem Patienten Sinn, Zweck und Anwendung erklären
• Patienten auf die Seite drehen und schiffchenförmige Kissen in den Rücken-Gesäßbereich legen
• Kissen unter den Kopf, so daß der Kopf gut gestützt ist und nicht zur Seite fällt

Tieflagerung der Beine (schiefe Ebene – Kopfhochlagerung)

Sinn und Anwendung

• Förderung der arteriellen Durchblutung

Material

• Hirsekissen
• Fersenpolster
• Fußstütze
• Bettdeckenabweiser
• Polstermaterial

Durchführung

• nach Absenken des Fußendes (oder Erhöhung des Kopfteiles) wird der Patient bequem und rutschsicher gelagert
• entsprechende Polsterung

NOTIZEN

Kopftieflagerung

Sinn und Anwendung

• Förderung des venösen Rückflusses (Autotransfusion)
• bessere Durchblutung wichtiger Organe
• bei Patienten mit Schock, nach Gefäßoperationen, allgemein nach Operationen (wenn keine Gegenindikation), bei Extensionslagerung

Material

• je nach Zustand des Patienten nur flache Lagerung

- evtl. kleines Kopfkissen
- Knierolle
- Polstermaterial

Durchführung

- nach Absenken des Kopfteiles (oder Erhöhung des Fußteiles) flache Rückenlagerung, evtl. Kopf zur Seite drehen
- evtl. Kopfpolster anbringen

NOTIZEN

_____

_____

_____

_____

Quincke'sche Hängelage

Sinn und Anwendung

- zur Aushustung von Sekret
- besserer Ausfluß des Sputums
- bei Patienten mit Störungen im Respirationstrakt

Material

- Knierolle oder kleines Schaumstoffkissen
- 2 kleine Schaumstoffkissen
- Fußbank mit Polster

Durchführung

- Patient wird in Bauchlage quer im Bett gelagert, er stützt sich außerhalb des Bettes mit den Armen auf der Fußbank ab, der Oberkörper hängt herab
- Knierolle oder Schaumstoffkissen unter den Bauch
- Füße so lagern, daß Zehen nicht aufliegen
- entsprechende Polsterung

NOTIZEN

_____

_____

_____

_____

_____

Hochlagerung der Beine

Sinn und Anwendung

- Förderung der venösen Durchblutung
- Verhinderung oder Rückbildung von Ödemen
- bei Patienten mit Thrombophlebitiden
- bei Patienten nach Varizenoperationen
- bei Patienten mit Gipsverbänden zur Abschwellung

Material

- Lagerungskissen oder Schaumstoffkeile (evtl. Schienen)
- Knierolle
- Fußstütze
- evtl. Fersenpolster
- Polstermaterial

Durchführung

- Erhöhung des Fußteiles oder entsprechende Unterlagerung der Beine, Stützung der Füße
- entsprechende Polsterung

NOTIZEN

_____

_____

_____

_____

Schienenlagerung

Sinn und Anwendung

- zur bedingten Ruhigstellung einer Extremität oder eines Körperabschnittes
- Sicherung des Operationsergebnisses nach operativen Eingriffen (z. B. Osteosynthesen)
- zur Unterstützung einer konservativen Therapie (z. B. Thrombophlebitis)

Vorbemerkungen

- verschiedene Schienentypen stehen je nach Indikation zur Verfügung
- die entsprechende Schiene wird nach ärztlicher Anweisung vorbereitet
- **Braun'sche Schiene**
- mit starrem Kniewinkel (Kniekehle liegt am Übergang von der schrägen zur geraden Ebene)
- Länge des Unterschenkelteils verstellbar
- steht im Bett (Stabilisierung durch Schienenbrett oder Extensionsgerüst)
- **Ewerwahn-Schiene**
- mit verstellbarem Kniewinkel (Kniekehle liegt am Übergang von der schrägen zur geraden Ebene)
- Länge und Breite der gesamten Auflagefläche verstellbar
- wird schwebend befestigt (Extensionsgerüst)
- **Kirschner-Schiene**
- mit verstellbarem Kniewinkel durch verstellbare Gesamthöhe (Kniekehle liegt am Übergang von der schrägen zur geraden Ebene)
- Länge des Oberschenkelteiles verstellbar
- steht im Bett (Stabilisierung durch Schienenbrett oder Extensionsgerüst)
- **Krapp'sche Schiene**
- mit verstellbarem Kniewinkel (Kniekehle liegt am Übergang von der schrägen zur geraden Ebene)

- wird schwebend befestigt (Extensionsgerüst)
- erlaubt vertikale und horizontale Bewegungen durch Drehpunkt am Fuß- und Knieteil (Wipp-Funktion)
- **Volkmann-Schiene**
- dachrinnenförmige Flachschiene
- Lagerung des Unterschenkels oder der gesamten unteren Extremität
- durch Winkel und Rollen am Fußteil kann Innen- oder Außenrotation hergestellt werden bzw. die Schiene zu Übungen benutzt werden
- steht im Bett (Stabilisierung durch Schienenbrett)
- **Gummi-Schiene**
- aus einem Block (Schaumgummi) gefertigte modifizierte Braun'sche Schiene mit flachem Kniewinkel und ausgeschnittener Liegerinne
- steht im Bett (Stabilisierung durch Schienenbrett oder spezielle Halterungsschiene)

Vorbereitung

- **Anpassen der Schienen**
- Länge immer an der gesunden Extremität abmessen
- die Einstellung des Kniewinkels erfolgt am gesunden Knie
- bei der Abmessung der Breite postoperative Veränderungen berücksichtigen (z. B. Verbände)
- **Wickeln der Schienen**
- erfolgt unterschiedlich mit elastischen Binden, Mullbinden oder fertigen Bezügen (z. B. die Gummischiene wird nur überspannt)
- Mullbinden zeigen unter Spannung die Tendenz zum Hartwerden der Kanten
- den anatomischen Gegebenheiten Rechnung tragen (z. B. durch entsprechende Bindenführung; Mulden zur Aufnahme der Weichteile des Unter- und Oberschenkels schaffen)

- zu feste Touren im Kniewinkel der Braun'schen Schiene verringern die Liegefläche durch Zusammenziehen der Stäbe
- entsprechende Fußteile bewickeln und als Fußstütze herrichten (falls Fuß nicht extendiert wird)
- Gelenke und Schrauben müssen frei bleiben (nachträgliches Verstellen)
- **Polsterung der Schienen**
- je nach Schienentyp erfolgt die erste Polsterung vor dem Wickeln (z. B. als zugeschnittenes Schaumstoffteil) oder auf einer ersten Grundbewicklung
- die zweite Polsterung liegt auf der Bewicklung (als Längspolster)
- durch zusätzliches Polstermaterial Fersen-, Knie- und Oberschenkelbereich polstern
- den Bereich des Wadenbeinköpfchens möglichst hohl lagern bzw. gut polstern (Gefahr der Fibularislähmung)
- die Ferse liegt frei oder wird zusätzlich hochgelagert
- das Fersenloch bei der Volkmann-Schiene erfordert sorgfältige Polsterung oder Hochlagerung (Knöchel schützen), ebenso das Ende der Schiene am Oberschenkel (bzw. an der Kniekehle)
- die Liegerinne der Gummischiene wird sorgfältig ausgelegt (Gewährleistung der Luftzirkulation – Wärmestau)
- Zellstoff ist als Polstermaterial ungeeignet

Durchführung

- grundsätzlich werden alle Schienen mehrmals täglich auf korrekten Sitz hin kontrolliert
- das Anlegen erfordert viel Geduld
- der Patient muß ausreichend informiert und ggf. eingewiesen werden
- jeder Klage des Patienten über Schmerzen oder Störungen der nervösen Versorgung muß nachgegangen werden

Anlegen der Schienen
- immer durch zwei Pflegepersonen
- bis zur Erreichung der endgültigen Lage wird das Bein gehalten und gestützt
- das Anlegen richtet sich nach dem Zustand des Patienten
- die Fixierung des Beines auf der Schiene richtet sich nach der ärztlichen Anordnung (z. B. bei unruhigen Patienten)
- die Funktion von Drainagen überprüfen
- die Schiene muß ausreichend fixiert werden (z. B. durch Extensionsgerüst, Sandsäcke, Bindenfixierung)

Druckstellen
- stark gefährdet sind Ferse, Achillessehne, Kniebereich und Oberschenkelinnenseiten (wird das Bein angewickelt, auch die Tibiakante)
- Schutz durch Wattekompresse, Schaumgummi, evtl. Puderkissen, Hochlagerung
- loses Polstermaterial täglich wechseln (zuviel Polstermaterial kann schädlich sein)
- gefährdete Bezirke regelmäßig kontrollieren (auch nachts)
- gute Hautpflege und Dekubitusprophylaxe an der entsprechenden Extremität
- bei Klagen des Patienten ist die Extremität neu zu lagern

vitale Versorgung
- Störungen können arteriell oder venös bedingt sein
- **wenn arteriell**
- weißliche Verfärbung der Haut
- Hautkälte
- Schmerzen
- Gefühlsstörungen
- **wenn venös**
- bläuliche Verfärbung der Haut
- Hautwärme erhalten
- Schmerzen
- auf posttraumatische oder postoperative Schwellungen achten
- Gefahr der Nekrose und Entstehung von Dekubitalulzera

- das distale Ende der Extremität muß zwecks Beurteilung immer frei bleiben
- regelmäßige Kontrollen (auch zuviel Polstermaterial kann die vitale Versorgung stören) auch nachts
- bei Klagen des Patienten ist die Extremität neu zu lagern

nervöse Versorgung
- Störungen häufig durch schlechte Polsterung, ungenau angepaßte und gewickelte Schienen
- werden selten frühzeitig vom Patienten bemerkt
- fast immer Schädigung des Nervus fibularis (Peroneus) im Bereich des Wadenbeinköpfchens an der Außenseite des Knies
- Patient ist nicht in der Lage, die Zehen in Richtung Nase zu ziehen (Dorsalflexion) – mehrmals täglich kontrollieren
- die sensiblen Qualitäten sind gestört (Ameisenlaufen, Kribbeln)
- die aktive Motorik ist gestört
- die Lähmung entwickelt sich nicht allmählich, sondern ist plötzlich da
- die sofortige Erkennung, Weitermeldung und Behandlung ist von größter Wichtigkeit
- eine nicht erkannte Lähmung führt zur schweren Behinderung des Patienten (er kann den Fuß nicht abrollen)
- besonders gefährdet sind Patienten mit zusätzlichen Knieverbänden
- eine dauernde (auch nur leichte) Außenrotation des Beines kann u. U. ebenfalls zur Lähmung führen (Kompression des Fibularisköpfchens mit dahinterliegendem Nerv)
- täglich mehrmalige Kontrolle der Beinlage und Aufforderung an den Patienten, die Zehen nasenwärts zu ziehen
- spontane Außenrotation durch seitliche Stützung korrigieren
- der Kniebereich ist ausreichend zu polstern (oder Freilagerung)

Schienen- und Beinlage
- die Schiene nach Möglichkeit fixieren (Schienenbrett oder Extensionsgerüst)
- durch unstabile oder verrutschte Schienen können Druckschäden und Lähmungen hervorgerufen werden
- die Schienenlage erfolgt nach ärztlicher Anordnung und körperlichen Gegebenheiten
- die Schiene ist der Extremität anzupassen
- fehlende Anpassung von Schiene und Extremität ist auszugleichen (entsprechende Polsterung – Bewicklung)
- eine eventuelle Fixierung der Extremität auf der Schiene muß schonend erfolgen und den Empfindungen des Patienten Rechnung tragen
- der fixierende Verband ist regelmäßig zu erneuern
- das distale Extremitätenende ist freizulassen
- das Einrichten der Schiene und die Herstellung der richtigen Beinachse erfordern viel Geduld
- der Patient sollte zur Eigenbeobachtung angehalten werden
- bei Bedarf (z. B. Verschmutzung, Umlagerung) ist die Schiene komplett durch eine neue Schiene zu ersetzen
- die Versorgung des Patienten sollte immer durch zwei Pflegepersonen erfolgen
- eine zu hohe Oberkörperlage verursacht eine Beugekontraktur des Hüftgelenkes (Gesäß sinkt ein bei gleichzeitiger Anhebung der Extremität – auch bei zu weicher Matratze)

Beachte

1. **Anpassung und Polsterung der Schiene**
2. **Lähmungen und Druckstellen**
3. **Spitzfußprophylaxe**
4. **täglich mehrmalige Kontrollen**
5. **Klagen des Patienten**
6. **Infektionsprophylaxe**
7. **Dokumentation**

NOTIZEN

_____

_____

_____

_____

Gipslagerung (Extremitäten)

Sinn und Anwendung

- Ruhigstellung und Fixierung von Frakturen und Luxationen nach der Reposition (konservative Fraktur-behandlung)
- Fixierung nach operativen Eingriffen (z. B. nach varisierender Osteotomie)
- Fixierung einer Extremität oder bestimmter Körperregionen bei Entzündungsprozessen (z. B. Tuberkulose)
- Korrektur von bestimmten Deformitäten (z. B. Klumpfuß)

Vorbemerkungen

- je nach Indikation und ärztlicher Anordnung werden verschiedene Gipsfixationen durchgeführt, z. B.
- zirkulärer Gipsverband (Extremitäten)
- Schienenverband (Extremitäten)
- Gipsliegeschale
- Gipskorsett
- Becken-Bein-Gips
- als gepolsterter Verband
- als ungepolsterter Verband
- als Gehgips
- diverse spezielle Fixationen (z. B. Faust-gips, Oberarmhängegips, dorsale Gips-schiene, Gipsschuh)
- **Grundprinzip** (Ausnahmen z. B. körperferne Radiusfraktur)
- zur Ruhigstellung von Extremitäten-abschnitten müssen die beiden benachbarten Gelenke ebenfalls ruhig-gestellt werden
- **Ruhigstellungsdauer**

- hängt von vielen Faktoren ab (z. B. Frakturart, Heilungstendenz)
- von 3–6 Wochen (z. B. Finger- und Mittelhandfrakturen)
- von 12–16 Wochen (z. B. Fersenbein- und Oberschenkelschaftfrakturen)
- bei Langzeitfixationen werden zunehmend Kunststoffverbände eingesetzt (leicht, wasserfest, sofortige Belastbarkeit, Bruch- und Biegefestigkeit)
- Geduld und gute Pflege sind wichtige Voraussetzungen im Umgang mit dem Patienten

Vorbereitung

- eine exakte Gipsfixation ist erst nach guter Vorbereitung des Patienten möglich
- **Informationen für den Patienten**
- Art und Weise des Verbandes erklären
- besondere Hinweise geben (z. B. Wärmeentstehung, Trocknung, Belastung)
- **Hautpflege**
- vorherige Hautkontrolle
- Hautreinigung (soweit wie möglich)
- auf ärztliche Anordnung Einfetten oder Einpudern der Haut
- eine Rasur der betreffenden Hautbezirke nur auf ärztliche Anweisung (es kann zu starkem Juckreiz oder entzündlichen Hautreaktionen kommen)
- werden beim ungepolsterten Verband Haare vom Gips erfaßt, ist dies nicht schmerzhaft (Zug verteilt sich auf viele Punkte), außerdem sterben die Haare nach ca. 3 Wochen ab
- **spezielle Polsterung**
- wird vom behandelnden Arzt durchgeführt
- **Bettvorbereitung**
- Schutz durch Gummiunterlage oder Zellstofflagen
- geeignete Hilfsmittel zur Hochlagerung und Abstützung

- evtl. Austausch der mittleren Matratze durch Bett-Toilette (Holzkasten mit Öffnung für das Gesäß und Steckbeckeneinschub) bei Becken-Bein-Gips
- evtl. Anbringen von Infusionsständer und Redon-Halterung bei gleichzeitiger Dauerspülung
- evtl. Anbringen eines Extensionsgerüstes zur Aufhängung eines Armgipses

Durchführung

- jeder Gipsverband muß in den ersten 24 Stunden exakt überwacht werden
- anfangs bestehen häufig Einengungs- und Druckgefühle

Lagerung
- da der Verband zwar erhärtet, aber noch feucht ist, muß er überall flächenhaft aufliegen
- keine freitragende schwebende Lagerung
- keine Lagerung auf harten Kanten (bricht noch leicht und läßt sich eindrücken)
- bei der Stützung bzw. beim Hochhalten nur flache Hand benutzen (innere Eindellungen)
- Extremitäten in leichter Hochlagerung (Abschwellen, Ödemverhinderung)
- seitliche Stützung (Vermeidung von Eindellungen)
- evtl. Unterlagerung (z. B. der Kniebeuge)

Abbinden und Trocknen
- das Abbinden des Gipses ist mit Wärme verbunden (nur kurze Zeit), danach tritt Verdunstungskälte ein (warmes Abdecken)
- die Trocknungszeit kann 24–48 Std. dauern (Ventilation ermöglichen)
- die Trocknungszeit kann durch vorsichtiges Erwärmen mit Heißluftkästen verkürzt werden (Verbrennungsgefahr)
- zu rasche Trocknung kann zur Rißbildung führen

- eine ausreichende Belüftung bei Heißluftanwendung muß gewährleistet sein
- entstandene Gipsbröckel und Gipsreste auf der Haut sind vorsichtig zu entfernen (Druckstellen)
- die Ränder des Verbandes sind notfalls nachzuglätten
- soweit zugänglich, muß die Polsterung kontrolliert werden

Druckstellen
- **gefährdete Stellen sind, z. B.**
- jeweilige Enden des Verbandes an der Extremität
- Kniebereich
- Tibiakante
- Fußrücken
- Ferse
- Ellenbogenbereich
- Handgelenkbereich
- durch unsachgemäße Lagerung können bestimmte Druckpunkte verstärkt werden (z. B. an den Enden, bei verkanteter Lagerung)
- mehrmals täglich betreffende Extremität kontrollieren

vitale Versorgung
- Stauungserscheinungen und Schwellungen treten relativ früh nach Anlegen des Verbandes auf
- es kommt zu Schmerzen und Hautverfärbungen
- Finger und Zehen müssen gut durchblutet sein (rosige Hautfarbe, warme Hauttemperatur)
- **Ursachen einer vitalen Störung können z. B. sein**
- Weichteilschwellungen (bei Wunden, Verletzungen)
- Gipsbrüche und innere Kanten (unsachgemäße Lagerung)
- zu eng angelegte Verbände
- verrutschte Polsterungen
- eine weißliche Hautfarbe deutet auf eine schwerwiegende Durchblutungsstörung hin
- bei Störungen Arztruf (evtl. erfolgt Spaltung oder Entfernung des Gipses)

- im Zimmer sollten die wichtigsten Instrumente bereitgehalten werden (Gipsschere, Rabenschnabel, Gipsmesser, Spreizer)
- Gabe von Schmerzmitteln kann Zustand verschleiern, deshalb keine routinemäßige Verabreichung von Analgetika (Arztverordnung)
- mehrmals täglich Kontrolle der betreffenden Extremität

nervöse Versorgung

- Lähmungserscheinungen und sensible Störungen treten relativ frühzeitig auf (z. B. Lähmung des Nervus fibularis und des Nervus radialis)
- Zehen und Finger sollen aktiv beweglich sein
- **Ursachen einer nervösen Störung können z. B. sein**
- nicht erkannte Schwellungen
- Gipsbrüche und innere Kanten
- zu eng angelegte Verbände
- verrutschte Polsterungen
- auftretende Störungen sofort dem Arzt melden (evtl. erfolgt Spaltung oder Entfernung des Gipses)
- mehrmals täglich Kontrolle der Sensibilität (z. B. durch Lokalisierung einer Berührung)

Besondere Hinweise

- **Wunden und Gipsfenster**
- unter dem Gips liegende Wunden müssen sorgfältig beobachtet werden
- dies geschieht durch ein eingeschnittenes Gipsfenster mit Deckel
- der beengte Zugang erfordert absolut steriles Arbeiten
- das Fenster ist nach jeder.Inspektion oder Wundmanipulation sofort mit dem Deckel (Gips, Schaumgummi, Filz) zu verschließen, es besteht sonst die Gefahr eines Fensterödems
- **Thorax-Arm-Gips**
- hier kommt es zur ungleichmäßigen Gewichtsverteilung

- Ausgleich durch entsprechende Lagerung und Unterstützung
- es kann zu Angstzuständen und Herzbeschwerden kommen
- der Patient muß eine besondere Atemtechnik erlernen (Flankenatmung)
- **Kopf-Rumpf-Gips**
- durch Kopffixierung kommt es zur Gesichtsfeldeinengung
- u. U. Schluckbeschwerden und Druckerscheinungen am Unterkiefer
- Kontrolle des Gipses im Bereich des Hinterkopfes und der Ohrmuscheln (Druckstellen – Schmerzen)
- Erleichterung durch Lagerungshilfsmittel
- **Abnahme des Gipsverbandes**
- Patienten das Instrumentarium erklären (z. B. Angst vor der Säge nehmen)
- Haut ist ausgetrocknet und schuppend (Hautpflege)
- Gelenke sind kurzfristig in ihren Bewegungen eingeschränkt
- vorsichtige Mobilisierung (je nach Zustand und Operation)
- u. U. auftretende Schwellungen verschwinden nach kurzer Hochlagerung der Extremität
- **Kennzeichnungen auf dem Gipsverband (durch den Arzt)**
- einfache Frakturskizze
- Unfalldatum (Operationsdatum)
- Datum des Verbandes
- Datum des nächsten Wechsels oder Zeitpunkt der Abnahme
- Name des gipsenden Arztes

Beachte

1. **patientenorientiertes Verhalten**
2. **alle Klagen des Patienten sind ernst zu nehmen**
3. **tägliche Kontrolle auf vitale und nervöse Störungen**
4. **tägliche Inspizierung der gefährdeten Körperregionen auf Druckstellen**
5. **Schlauch- und Drainagesysteme beachten**

6. keine hinhaltenden Erklärungen, sondern sofortiges Handeln
7. patienten- und gipsgerechte Lagerung und Abstützung

NOTIZEN

_____

_____

_____

_____

Lagerung im Becken-Bein-Gipsverband

Sinn und Anwendung

- Fixierung des Hüftgelenkes und der Oberschenkel nach operativen Eingriffen
- Fixierung des Hüftgelenkes und des Oberschenkels bei entzündlichen Prozessen

Vorbemerkungen

- um Bewegungen im Hüftgelenk zu verhindern, muß der Gips bis über die untersten Rippen reichen
- Bein und Fuß der betroffenen Seite werden durch den Gipsverband mit-fixiert
- das Bein der gesunden Seite wird in der Regel bis oberhalb des Kniegelenkes mit eingegipst
- der Becken-Bein-Gips bedarf einer sehr pflegeintensiven Lagerung

Vorbereitung

- wenn möglich (Zeitpunkt – Operation), Durchführung der Hautbeobachtung und Hautpflege (präoperative Pflege)
- **Information für den Patienten**
- Art und Weise des Verbandes erklären
- Anweisungen zur Selbstkontrolle und Lagerung

- **Bett**
- möglichst ein horizontal verstellbares Bett
- Anbau (Extensionsbauteile) einer längsverlaufenden Greifstange in der Mitte des Bettes (Patient kann sich hochziehen oder seine Lage minimal verändern)
- Entfernung der mittleren Matratze und Einbau eines Bettkastens (Bett-Toilette)
- über der Öffnung in der Mitte des Kastens liegt das Gesäß des Patienten, durch seitliche Klappen kann ein Steckbecken eingeschoben werden
- Abdecken der beiden Matratzen mit Gummitüchern oder Zellstoff für die ersten Stunden (Schutz vor Gips-spuren, Feuchtigkeit und Krümeln)
- Bereitstellung von Lagerungsmaterial (z. B. Bettkiste, Sand- und Hirsesäcke, Schaumstoff)

Durchführung

- im Prinzip gelten die Regeln, die bei der allgemeinen Gipslagerung zutreffen
- Polstereinfügung, Lagerung und unter-stützende Maßnahmen sind individuell verschieden

Grundregeln
- das Kopfende bleibt flachgestellt (evtl. leichte Erhöhung nach 2–3 Tagen)
- in Taillenhöhe Abstützung des Rückens durch länglichen, quergelegten Sand- oder Hirsesack
- unter dem Rücken befindet sich ein flaches Kissen (Hauptteil der Füllung liegt lendenwärts) und evtl. ein kleines Kopfkissen
- das eingegipste Bein wird auf einem ausreichend großen Sandsack gelagert und gleichzeitig im Niveau angehoben
- das gesunde Bein wird ebenfalls im Gipsbereich auf einem Sandsack ge-lagert und in der Höhe angeglichen
- der freie Unterschenkel wird auf einem Hirsekissen gelagert

- der freie Fuß wird durch eine Bettkiste abgestützt
- durch seitliches Anlagern von Sand-säcken wird ein Verrutschen des Patienten auf dem glatten Bettkasten verhindert
- durch kleine Sandsäcke kann der Becken-Bein-Gips insgesamt ange-hoben werden (dadurch Vermeidung eines direkten Kontaktes zur Kasten-öffnung und möglicher Bruchstellen durch Druck)

Drehen des Patienten
- Information für den Patienten
- Vitalwertkontrolle
- alle Lagerungshilfsmittel werden aus dem Bett entfernt
- das Kopfende wird flachgestellt
- 2–3 Pflegepersonen drehen nun den Patienten über die gesunde Seite um 90 Grad (der Beckengips steht „hochkant")
- Infusions- und Schlauchsysteme sichern
- je nach Zustand kann der Patient mithelfen
- nach der Rücklagerung wird vom Kopfende abwärts die erwünschte Lagerung wieder hergestellt
- je nach Anordnung kann der Patient auch so auf dem Bauch gelagert werden

Körperpflege und Prophylaxen
- Anwendung aller Prophylaxen im Rahmen der Möglichkeiten, da Lang-zeitpatient
- das ausgeschnittene Gesäßfenster muß täglich kontrolliert werden
- dabei Kontrolle und Inspektion der betreffenden Körperregion
- durch Abdichten der Öffnung zwischen Haut und Gipsverband verhindert man einen Rücklauf von Urin in den Steiß-beinbereich und ein Durchfeuchten und Brechen des Gipses (Schaumstoff oder Tupfer müssen täglich gewechselt werden)

- gleiche Versorgung des Gipsfensters bei evtl. Wunden (Wundverband)
- Durchführung der Intimtoilette, Haut-pflege
- tägliche Kontrolle der Verbandränder auf Bruchstellen (in den Verband rutschende Krümel können Haut-läsionen verursachen)
- Übernahme oder Hilfeleistung bei den täglichen Waschungen

Fehler und Gefahren
- liegt der Oberkörper zu tief, entsteht ein Hohlkreuz (Lordose) – zusätzlich kommt es zu Druckschäden und Schmerzen durch den rückseitigen Gipsverbandrand
- liegt der Oberkörper zu hoch, kommt es zu Druckerscheinungen durch den vorderen Gipsverbandrand am Ober-bauch und zur Ausbildung einer Kyphose
- gleiche Druckschäden können ent-stehen, wenn die Anhebung oder Absenkung der unteren Extremitäten zu stark erfolgt (zu hoch = Druck-schäden am Oberbauch, zu tief = Druckschäden am Rücken)
- Extremitäten so lagern, daß genügend Spielraum zum Gipsverband besteht
- wenn sich im Rücken zu viele Kissen befinden, besteht die Gefahr der Lordosebildung

Beachte

1. **Lordose- oder Kyphosestellung des Oberkörpers**
2. **sachgerechte Polsterung und Lagerung**
3. **individuelle Techniken und Möglich-keiten**
4. **täglich mehrmalige Kontrollen (Lagerung und Hautbezirke)**
5. **Durchführung der Prophylaxen**
6. **patientenorientiertes Verhalten**
7. **erwünschte Gegenstände in unmit-telbarer Reichweite (z. B. Tasse, Lichtschalter, Klingelknopf)**

NOTIZEN

_____

_____

_____

_____

Lagerung im Gipsbett (Gipslagerungsschale)

Sinn und Anwendung

- Fixierung des Wirbelsäulenbereiches (z. B. nach operativen Eingriffen)
- Fixierung der Wirbelsäule bei entzündlichen Prozessen
- konservativ unterstützende Therapie bei Wirbelsäulenveränderungen

Vorbemerkungen

- bei postoperativer Lagerung sollte Gipsbett präoperativ schon frühzeitig angelegt werden
- Gewöhnung des Patienten ist so gewährleistet (ansonsten Auftreten von normalen postoperativen Beschwerden und zusätzlichen Anpassungsschwierigkeiten)
- der Patient muß ständig in der Gipsschale liegen
- je nach Anordnung kann die Liegeschale durch eine Kopf- und/oder Beinschale verlängert werden
- die Matratze darf nicht zu weich sein (Einsinken der Liegeschale – außerdem entsteht durch das Tiefersinken des Gesäßes eine Beugekontraktur der Hüftgelenke)

Vorbereitung

- **Informationen für den Patienten**
- Art und Weise der Maßnahme erklären
- Patient erhält Aufsteh- und Sitzverbot

- präoperatives Einliegen (und Einüben bestimmter Fähigkeiten)
- **Bett**
- die Vorbereitung erfolgt wie zum Becken-Bein-Gipsverband

Durchführung

- die Trocknung des Gipsbettes kann in Wärmekammern oder mit dem Lichtkasten erfolgen
- Überhitzung ist zu vermeiden (Sprünge – Instabilität)
- das gut getrocknete Gipsbett wird mit einem weichen Moltontuch faltenfrei ausgelegt
- das Auswechseln erfolgt täglich
Grundregeln
- das Bett bleibt flachgestellt
- seitlich wird die Liegeschale auf der ganzen Länge durch Sandsäcke abgestützt
- kritische Bereiche sind mittels Schaumstoff oder Filz nachzupolstern (z. B. Enden an den Schultern, Beckenkämme, Enden an den Oberschenkeln und Aussparungen für die Arme)
- die Füße sind durch eine Bettkiste abzustützen
- evtl. können kleine Knierollen untergelegt werden (stundenweise)
- der Kopf liegt auf einem kleinen Kissen (evtl. kann ein Kissen mit nach oben geschüttelter Füllung zur Hälfte unter die Liegeschale gezogen werden)
Wechseln des Tuches – Umlagerung
- Information für den Patienten
- Vitalwertkontrolle
- Patient wird mit 2–3 Gurten im Gipsbett festgeschnallt
- Gipsbett an die Bettkante ziehen und freie Bettfläche mit festen Kissen versehen (in der Länge des Patienten)
- mit 2–3 Pflegepersonen wird der Patient nun vorsichtig bäuchlings auf die Kissen gekippt (Sicherung des Kopfes)
- Infusions- und Schlauchsysteme beachten

- nach Entfernung der Liegeschale
  können nun Pflegemaßnahmen oder
  Wundkontrollen durchgeführt werden
- die Rücklagerung geschieht dann
  wieder in umgekehrter Reihenfolge
- die Bauchlage sollte täglich durchgeführt werden (ärztliche Anordnung –
  Zustand des Patienten)

Körperpflege und Prophylaxen

- Anwendung aller Prophylaxen im
  Rahmen der Möglichkeiten, da Lang-
  zeitpatient
- tägliche Inspektion des Rückens und
  entsprechende Hautpflege (Waschen,
  Abreiben, Pudern)
- Beobachtung und Versorgung einer
  evtl. Wunde
- tägliche Kontrollen der Hautbezirke
  an den jeweiligen Schalenenden
  (besonders im Bereich der Schulter)
- Übernahme oder Hilfeleistung bei den
  täglichen Waschungen und Mahlzeiten

Fehler und Gefahren

- fehlerhafte Umlagerung
- Gipsrand am Gesäß pflegen (kann
  durch Urin feucht und brüchig werden)
- Verkanten der Liegeschale durch
  entsprechende Abstützung verhindern
- bei Bauchlagerung Unterpolsterung
  der Füße (Spitzfußgefahr) durch Sand-
  oder Hirsesäckchen (sie dürfen nicht
  zu groß sein, sonst kann es zu Knie-
  beugekontrakturen kommen)

Beachte

1. **sachgerechte Lagerung und
   Polsterung**
2. **Eingewöhnungsschwierigkeiten**
3. **Hautpflege und Prophylaxen**
4. **patientenorientiertes Verhalten**
5. **alle gewünschten Gegenstände in
   erreichbarer Nähe**
6. **Einsatz einer speziellen Lesebrille
   (Umlenk-Verfahren)**

NOTIZEN

Lagerung im Stufenbett

Sinn und Anwendung

- Ruhigstellung und Entspannung des
  Wirbelsäulenbereiches und Entlastung
  des Ischiasnerven
- zur konservativen Therapie bei
  Spondylosis deformans
- zur konservativen Therapie bei
  Lumbago und Lumboischialgie

Vorbemerkungen

- Unterscheidung zwischen Stufenbett I
  und Stufenbett II
- **Stufenbett I**
- Erhöhung der Unterschenkel- und
  Oberschenkellage um eine Matratzen-
  stärke
- **Stufenbett II**
- Erhöhung der Unterschenkel- und
  Oberschenkellage um ein bis zwei
  weitere Matratzen (je nach Ober-
  schenkellänge)
- die Patienten zeigen akute Schmerzzustände im Bereich der Wirbelsäule
  und der Beine (meist mit Fehlhaltung)
- die Patienten haben strenge Bettruhe

Vorbereitung

- **Information für den Patienten**
- Art und Weise der Maßnahme erklären
- Patient erhält Aufsteh- und Sitzverbot
- Anweisungen zur Selbstbeobachtung
  (z. B. Lähmungen)
- **Bett**
- je nach ärztlicher Anordnung werden
  auf die liegenden Matratzen noch
  1–3 zusätzliche normale Matratzen

gelegt (vom Fußende bis zur unteren Drittelgrenze des Bettes)

- durch Einschieben eines entsprechend großen Brettes (zwischen Matratze und Rahmen am Fußende) schafft man ein Widerlager zur Fußstützung
- die Matratzen werden mit einem Laken überspannt und dieses eingeschlagen
- das Kopfteil bleibt flachgestellt

Durchführung

- das Bett bleibt flachgestellt
- der Patient wird so auf den Rücken gelagert, daß seine Hüft- und Knie-gelenke einen Winkel von 90 Grad bilden (rechtwinklige Beugung), die Unterschenkel liegen auf den Matratzen
- der Patient muß mit seinem Gesäß direkt vor den Matratzen liegen (bei dieser Lage kommt es zur vollen Rückenentspannung)
- die Füße sind entsprechend abzu-stützen (Spitzfuß – Druck der Decke)
- die Kniekehlen können mit Schaum-stoff oder Wattekompressen unter-polstert werden
- nach ärztlicher Anordnung kann die Matratzenzahl später reduziert werden

Körperpflege und Prophylaxen

- prophylaktische Maßnahmen erfolgen im Rahmen der Möglichkeiten
- die Lagerung erfolgt nur über wenige Tage
- Mithilfe oder Übernahme bei den täg-lichen Waschungen

besondere Hinweise

- regelmäßige Prüfung der motorischen Versorgung durch Fußhebung und Fußsenkung gegen manuellen Wider-stand
- Unvermögen ist immer Hinweis auf eine bandscheibenabhängige Lähmung (sofortiger Arztruf)
- Überwachung der Blasen- und Darm-tätigkeit (evtl. Lähmung der Schließ-muskulatur)

- die Patienten haben anfänglich Schwierigkeiten mit der ungewohnten Lage (Feinheiten der Polsterung müssen individuell abgestimmt werden)

Beachte

1. **sachgerechte Lagerung und Polsterung**
2. **Schmerzzustände und Schonhaltung**
3. **Überprüfung der motorischen Versorgung**
4. **patientenorientiertes Verhalten**

NOTIZEN

_____
_____
_____
_____

9
Physikalische Therapie

- Eisblase / Eiskrawatte
- Kühlelemente
- Wärmflasche
- Heizkissen
- Heizdecke
- Diathermie
- Kurzwellenbestrahlung
- Infrarotbestrahlung
- Ultraviolettbestrahlung
- Lichtkasten
- Wickel
- Umschläge
- Kataplasmen
- Bäderbehandlung

Zweck

- Beeinflussung von Stoffwechselvorgängen
- Rehabilitation
- therapieunterstützende Maßnahmen
- Verbesserung des Allgemeinzustandes (Mobilisation)
- psychologische Wirkung

Möglichkeiten

- **trockene Kälte**
- Eisblase/Eiskrawatte
- Kühlelemente
- **trockene Wärme**
- Wärmflasche
- Heizkissen/Heizdecke
- **Bestrahlungen**
- Diathermie
- Infrarotbestrahlung
- Ultraviolettbestrahlung
- Lichtkasten

- **Wickel/Umschläge**
- **Kataplasmen**
- **Bäderbehandlungen**
- Vollbad
- Halbbad
- Sitzbad
- Fußbad
- Wechselfußbad
- Armbad
- Bewegungsbad

Vorbemerkungen

- **kontinuierlicher Kältereiz**
- führt zur Gefäßkontraktion, Stoffwechselreduzierung und zum Wärmeentzug
- **kurzfristiger Kältereiz**
- führt zur Gefäßkontraktion mit nachfolgender Hyperämie
- **langfristiger Kältereiz ohne Erneuerung**
- führt nach Beendigung zur Hyperämie
- **Wärmeanwendung**
- führt zur Gefäßdilatation, Stoffwechselerhöhung und Erwärmung
- **feuchte Wärme**
- führt durch Hemmung der Schweißverdunstung zum Wärmestau (angenehmer und milder als trockene Wärme)
- **Intimsphäre**
- die Intimsphäre des Patienten muß bei den verschiedenen Anwendungen entsprechend berücksichtigt werden
- **Infektionsprophylaxe und Aufbewahrung der Materialien**
- benutzte Materialien (z. B. Wärmflasche, Eisblase, Lichtbogen, Wanne) desinfizieren

- Gummiartikel zur Aufbewahrung trocknen, pudern und belüften
- Funktions- und Sicherheitskontrollen bei allen elektrischen Geräten
- **Dokumentation**
- alle Anwendungen in die Kurve (Krankenblatt) eintragen

NOTIZEN

_____

_____

_____

_____

Eisblase/Eiskrawatte

Sinn

- lokale Engstellung der Gefäße (Blutungen)
- lokale Stoffwechselreduzierung (Entzündungen)
- Schmerzlinderung (Schwellungen)

Material

- Eisblase (Gummi)
- Eiskrawatte (Gummi)
- Schutzbezug
- evtl. Wattekompresse oder Tupfer

Vorbereitung

- Information für den Patienten
- Dichtigkeit durch Wasserfüllung prüfen
- Eisblase oder Eiskrawatte zur Hälfte mit Eisstückchen (Eisflocken) füllen
- vor Verschließen Luft entfernen
- Eisblase oder Eiskrawatte in Schutzbezug einlegen (Hygiene)
- bei druckempfindlichen Patienten Eisblase oder Eiskrawatte nur zu 1/3 oder 1/4 mit Eis füllen

Durchführung

- bei Anwendung im Abdominalbereich wird Eisblase mit Schutzbezug direkt auf die Haut gelegt
- bei Anwendung im Hals- und Kopfbereich Austrittsstellen des Trigeminusnerven (vor den Ohrmuscheln) mit Wattekompressen bzw. Tupfern vor Kälteeinwirkung schützen
- bei druckempfindlichen Patienten Eisblase oder Eiskrawatte evtl. schwebend befestigen (Mullbinde, Lochstab, Reifenbahre)

Beachte

1. **kontinuierliche Kälteeinwirkung**
2. **Kälteschäden (Trigeminus)**

NOTIZEN

_____

_____

_____

_____

Kühlelemente

Sinn

- Engstellung der Gefäße (Blutungen)
- lokale Stoffwechselreduzierung (Entzündungen)
- Schmerzlinderung (Schwellungen)
- allgemeine Stoffwechselreduzierung (Hibernation)

Material

- modellierfähige Kühlelemente (gelantineartige Füllung) in verschiedenen Größen (Kältespeicherung bis 1 Stunde)
- Schutzbezug (evtl. Tücher bei größeren Elementen für Bauch oder Rücken)

Vorbereitung

- Information für den Patienten
- Kühlung der Elemente im Kühlschrank (Gefrierfach) oder in der Tiefkühltruhe
- Kühlelemente in Schutzbezug einlegen oder in Tücher einschlagen

Durchführung

- wie Eisblase/Eiskrawatte

Beachte

1. **kontinuierliche Kälteeinwirkung**
2. **Kälteschäden**

NOTIZEN

Wärmflasche

Sinn

- lokale Durchblutungsförderung (Haut und evtl. tiefere Organe)
- allgemeine Wärmezuführung
- Krampflösung (Muskulatur, Blase)
- Schmerzlinderung
- Wärmespender bei feucht-warmen Umschlägen

Material

- Wärmflasche (Gummi)
- Schutzbezug
- Badethermometer

Vorbereitung

- Wärmflasche bis zur Hälfte mit Wasser (60–70 Grad Celsius) füllen
- vor Verschließen Luft entfernen
- Dichtigkeit prüfen
- Flasche in Schutzbezug einlegen (Hygiene)

Beachte

1. **Verbrennungsgefahr bei sensibilitätsgestörten, narkotisierten oder bewußtlosen Patienten**

NOTIZEN

Heizkissen/Heizdecke

Sinn

- Erwärmung des Bettes während Operationen und Untersuchungen
- Konstanthaltung der Wasserkissentemperatur, wenn der Patient für längere Zeit das Bett verläßt
- wegen Kurzschlußgefahr für die physikalische Therapie nicht besonders geeignet

NOTIZEN

Diathermie (Kurzwellen- und Mikrowellenbestrahlung)

Sinn

- Erwärmung von tieferen Körperschichten
- Steigerung der Durchblutung
- Erhöhung des Stoffwechsels
- antiphlogistische Wirkung

Vorbemerkungen

- Organ- und Gewebeerwärmung durch Absorption der elektrischen Energie (Widerstandswärme)
- **Anwendung, z. B. bei**
- Entzündungen der Nasennebenhöhlen
- Entzündungen des Mittelohres
- Gelenkerkrankungen
- Muskelverspannungen

Material

- Kurz- oder Mikrowellengerät
- Zeitschaltuhr

Vorbereitung

- Information für den Patienten
- Metallgegenstände aus dem Bestrahlungsfeld entfernen (Verbrennungsgefahr)

Durchführung

- Entfernung, Zeitdauer, Bestrahlungsrichtung und Dosis nach ärztlicher Anordnung
- bei deutlichem Hitzegefühl Dosis reduzieren oder Bestrahlung abbrechen
- Vorsicht bei Patienten mit Sensibilitätsstörungen (Verbrennungen)

Pflegerische Nacharbeiten

- Patienten vor Zugluft und Kälte schützen (langsame Wiederabkühlung des Gewebes)

NOTIZEN

_____

_____

_____

_____

Infrarotbestrahlung

Sinn

- lokale Wärmetherapie in oberflächlichen Körperschichten
- Steigerung der Durchblutung
- Erhöhung des Stoffwechsels
- antiphlogistische Wirkung

Vorbemerkungen

- Infrarotstrahlen besitzen nur beschränkte Eindringtiefe (Haut und dicht unter der Haut gelegene Gewebe)
- durch entsprechende Filterung mit farbigen Gläsern (blau = Blaulicht, rot = Rotlicht) kommen wärmewirksame langwellige Strahlen zur Anwendung
- Blaulicht hat eine sehr milde und beruhigende Wärmeeinwirkung
- **Anwendung, z. B. bei**
- Nasennebenhöhlenentzündungen
- Mittelohrentzündungen
- Hauterkrankungen
- Gelenkerkrankungen
- Vorbereitung zur Gymnastik oder Massage

Material

- Infrarotstrahler
- Filtergläser (rot, blau)
- evtl. Augenschutzbrille
- Zeitschaltuhr

Vorbereitung

- Information für den Patienten
- Augenschutzbrille bei Anwendung im Gesichtsbereich
- entsprechende Körperstelle vorbereiten (Schmuck, Kleidung und evtl. Verbände entfernen)

Durchführung

- Dauer der Bestrahlung nach ärztlicher Anordnung (ca. 10–15 Min.)
- Bestrahlung aus ca. 30–50 cm Entfernung

Pflegerische Nacharbeiten

- Patienten vor Kälte und Zugluft schützen (langsame Wiederabkühlung des Gewebes)
- evtl. Verbände wieder anlegen

NOTIZEN

_____

_____

_____

_____

Ultraviolettbestrahlung (Höhensonne)

Sinn

- Erythemerzeugung
- Pigmentierung der Haut
- Verdickung der obersten Hautschichten (Lichtschwiele)
- Steigerung des Grundumsatzes
- antirachitische Wirkung
- bakterizide Wirkung

Vorbemerkungen

- Ultraviolettstrahlen erreichen nur die obersten Hautschichten (0,1 mm)
- keine Wärmewirkung
- **Anwendung, z. B. bei**
- Rachitis
- Hauterkrankungen
- Rekonvaleszenten

Material

- Höhensonne
- Augenschutzbrillen
- Zeitschaltuhr

Vorbereitung

- Information für den Patienten
- Augenschutzbrille (Patient – Pflegepersonal)
- entsprechende Körperstellen vorbereiten (Schmuck, Kleidung und evtl. Verbände entfernen)

Durchführung

- Dauer der Bestrahlung nach ärztlicher Anordnung (Beginn mit einer Minute – Steigerung alle 2 Tage um ein bis zwei Minuten)
- angeordnete Bestrahlungsdauer genau einhalten (Zeitschaltuhr)
- Bestrahlung aus ca. 50–100 cm Entfernung

Pflegerische Nacharbeiten

- evtl. angeordnete Hautschutzpräparate auftragen
- evtl. Verbände wieder anlegen

NOTIZEN

_____

_____

_____

_____

Lichtkasten (Lichtbad, Heißluftbad)

Sinn

- Anregung der Darmtätigkeit
- Erhöhung des Stoffwechsels
- Steigerung der Durchblutung
- Aufrechterhaltung der Körpertemperatur

Vorbemerkungen

- Wärmeverabreichung erfolgt durch Wärmezufuhr und Wärmestau (in oberflächlichen und tieferen Körperschichten)

- **Anwendung, z. B. bei**
- postoperativer Darmträgheit (z. B. paralytischer Ileus)
- rheumatischen Erkrankungen
- Hypothermie
- Nasennebenhöhlenentzündungen
- Rachenentzündungen
- evtl. zur Erwärmung des Bettes (Wasserkissen)

Material

- entsprechender Lichtkasten (Kopf-, Hals-, Extremitäten-, Rumpf- oder Ganzkörperlichtbogen)
- Leinentücher entsprechender Größe
- Frotteetücher, evtl. frische Bettwäsche
- Zeitschaltuhr

Vorbereitung

- Patienten entsprechend informieren
- Überprüfung des Lichtbogens (Glühbirnen, Thermometer, Schalter)
- Patienten bequem lagern
- Gegenstände aus Metall (Uhr, Schmuck, Haarklammern) entfernen
- betreffende Körperpartien mit einem Leinentuch bedecken

Durchführung

- Lichtbogen über die betreffende Körperpartie stellen
- gute Abdichtung (Decke/Leinentuch) zur Verhinderung des Luftaustausches
- angeordnete Temperatur (60–70 Grad Celsius) durch Einschalten aller Glühbirnen erzeugen
- nach Erreichung der angeordneten Temperatur erfolgt Stabilisierung durch Drosselung bzw. Ein- und Ausschalten des Gerätes
- ständige Temperaturkontrollen während der angeordneten Anwendungsdauer (10–20 Minuten)
- Patientenempfindungen erfragen (Hitzegefühl, Beklemmung, Angst)
- Pulskontrollen (Kollaps)

- bei zu großer Belastung für den Patienten – Behandlung abbrechen
- bei zu starker Hitzeempfindung durch den Patienten – Temperatur reduzieren

Pflegerische Nacharbeiten

- Lichtbogen erst ca. 5–10 Minuten nach Abschaltung entfernen (langsame Wiederabkühlung des Gewebes)
- Patienten evtl. abfrottieren und vor Zugluft schützen
- evtl. Bett frisch beziehen (nach Schwitzpackung)
- nach Kopflichtbad Gesicht des Patienten kalt abwaschen
- Bettruhe

Beachte

1. **ständige Präsenz der Pflegeperson während der Anwendung**
2. **keine Anwendung bei unruhigen, sensibilitätsgestörten, narkotisierten oder bewußtlosen Patienten**
3. **Verbrennungsgefahr (fahrlässige Körperverletzung)**
4. **Vitalwertkontrollen**

NOTIZEN

_____
_____
_____
_____

Wickel/Umschläge

Sinn

- Wärmezufuhr
- Wärmeentzug
- Wärmestauung

Vorbemerkungen

- **Anwendung, z. B. als**
- Wadenwickel
- Brustwickel

- Halswickel
- Bauchwickel
- Armwickel
- **warme bzw. heiße Packungen**
  (Wickel, Umschläge, Kompressen)
- durchblutungsfördernd, entspannend, beruhigend, schmerzstillend, krampf-lösend
- Anwendungsdauer ca. 30–60 Minuten
- evtl. Wiederholung nach ärztlicher Anordnung
- **Anwendung, z. B. bei**
- Magen-Darm-Affektionen
- Leber- und Gallenblasenerkrankungen
- Entzündungsprozessen (Lungen-entzündung)
- Lähmungen
- Muskel- und Gelenkkontraktionen
- **kühle bzw. kalte Packungen**
  (Wickel, Umschläge, Kompressen)
- kurze wiederholte Anwendungen von ca. 10 Minuten = Wärmeentzug (fiebersenkend)
- lange Anwendungen von ca. 60–120 Minuten (Prießnitz) = Wärmebildung (schweißtreibend)

Material

- **Packung bestehend aus drei Lagen**
- 1. Lage (körpernah) aus saugfähigem, weichem Stoff in entsprechender Größe
- 2. Lage (Zwischentuch) aus Baumwolle (größer als 1. Lage)
- 3. Lage (Außentuch) aus Flanell oder Wolle (größer als 2. Lage)
- **Wasser**
- 15–30 Grad Celsius = kalt
- 30–35 Grad Celsius = kühl
- 36–40 Grad Celsius = warm
- 40–45 Grad Celsius = heiß
- evtl. angeordnete Medikamente (z. B. Alkohol, essigsaure Tonerde, Borwasser, Kamillenextrakt)
- Sicherheitsnadeln
- Badethermometer
- Zeitschaltuhr
- evtl. Gummiwärmflasche

Durchführung

- Patienten informieren
- Blasen- und Darmentleerung
- Schelle in erreichbarer Nähe des Patienten
- 1. Lage angefeuchtet (darf nicht tropfen) der entsprechenden Körper-stelle dicht anmodellieren
- mit 2. und 3. Lage das feuchte Tuch befestigen bzw. bedecken (evtl. Sicher-heitsnadeln benutzen)
- Packung darf nicht einschnüren oder einengen
- als Wärmespender evtl. Gummiwärm-flasche auflegen
- Anwendungsdauer beachten

Pflegerische Nacharbeiten

- Patienten gut abfrottieren
- Bettruhe über 1–2 Stunden
- Vitalwertkontrollen
- Patienten vor Zugluft schützen
- Körpertemperatur messen

NOTIZEN

Kataplasmen (Breiumschläge)

Sinn

- langfristige Wärmezuführung (Hyperämie)
- lokale Stoffwechselerhöhung
- Entzündungshemmung

Vorbemerkungen

- **meist als Fertigprodukte (Pasten) aus Tonerde mit folgenden Zusätzen**
- Menthol
- Eukalyptus
- Salicylsäure
- Jod
- Glycerin
- Borsäure
- **Fango-Packungen**
- Mineralschlamm
- Vulkanschlamm
- **Moor-Paraffin-Packungen**
- **je nach Anwendungsvorschrift oder ärztlicher Anordnung als kalte oder warme Umschläge**

Material

- entsprechendes Kataplasma
- evtl. Wassergefäß zur Erwärmung
- Spatel
- Gazestreifen
- Kompressen
- Leinentuch/elastische Binde

Durchführung

- evtl. Erhitzung im Wasserbad (Kataplasma bleibt in der Tube/ Behälter)
- 0,5–1 cm dick auf Gazestreifen oder Haut aufstreichen (vorher evtl. rasieren)
- Kataplasma mit Kompresse und elastischer Binde befestigen oder mit Leinentuch bedecken
- Anwendungsdauer nach ärztlicher Anordnung (bis zu 24 Std.)

Pflegerische Nacharbeiten

- nach Abnahme des Umschlages Haut waschen und einfetten

Beachte

1. **Verbrennungen (zu starke Erhitzung)**
2. **vorsichtige Abnahme des angetrockneten Kataplasmas (von der Haut)**

Bäderbehandlung

Sinn

- Hautreizung (je nach Zusatz)
- Erwärmung (je nach Temperatur)
- Temperatursenkung (je nach Temperatur)
- Abhärtung
- Entspannung
- Mobilisation (Auftriebskraft des Wassers)
- Schmerzlinderung
- Durchblutungsförderung
- Wundheilung
- Stoffwechselanregung

Vorbemerkungen

- **Badewasserzusätze, z. B.**
- Arnika (beruhigend, entzündungshemmend)
- Fichtennadel (beruhigend, schleimlösend)
- Heublumen (krampflösend, schmerzstillend)
- Kaliumpermanganat (desinfizierend)
- Kamille (entzündungshemmend, desinfizierend)
- Kleie (beruhigend, durchblutungsfördernd)
- Kohlensäure (kreislaufstimulierend, gefäßerweiternd)
- Schwefel (stoffwechselanregend, desinfizierend)
- Sole (hyperämisierend, wärmeerzeugend)
- **Wassertemperaturen**
- 15–30 Grad Celsius = kaltes Bad (fiebersenkend)

- 30–35 Grad Celsius = kühles Bad (kreislaufanregend)
- 36–40 Grad Celsius = warmes Bad (beruhigend, entspannend)
- 40–45 Grad Celsius = heißes Bad (schweißtreibend)

Vorbereitung

- **Vorbereitung des Badezimmers**
- Raumtemperatur ca. 22 Grad Celsius
- Fenster schließen
- rutschfeste Fußmatte
- Klingelanlage prüfen
- **Badeutensilien bereitlegen**
- 2 Badetücher
- Seife
- Kamm
- frische Wäsche
- **Vorbereitung der entsprechenden Badewanne**
- Wassertemperatur prüfen
- evtl. Wannenmatte und Wannenkopfkissen anbringen
- evtl. Badewannenfußstütze anbringen
- Badewasserzusätze
- **Vorbereitung des Patienten**
- entsprechende Instruktionen für den Patienten
- Blasen- und Darmentleerung
- nicht unmittelbar nach den Mahlzeiten baden (Kreislaufbelastung)
- Patienten zum Badezimmer begleiten
- evtl. Verbände entfernen
- Hilfe beim Einsteigen (evtl. Hilfsmittel benutzen)
- Präsenz der Pflegeperson erforderlich (je nach Zustand des Patienten)
- evtl. Hilfe bei der Durchführung
- Vitalwertkontrollen (vor und während des Bades)

Durchführung

- **Vollbad**
- Reinigungsbad oder medikamentöses Bad
- Wanne zu ⅔ füllen

- Wassertemperatur ca. 36–38 Grad Celsius, evtl. nach ärztlicher Anordnung
- evtl. Temperaturkorrekturen (je nach Patientenempfindung)
- bei zu starker Kreislaufbelastung Maßnahme abbrechen
- bei herzkranken Patienten Wanne nur bis zur Hälfte füllen (Halbbad)
- Dauer ca. 10–20 Minuten bzw. nach Patientenempfinden oder nach ärztlicher Anordnung
- Bad mit einer kühlen Dusche beenden
- **ansteigendes Halbbad**
- gute Durchwärmung, Schweißausbruch
- Wanne zur Hälfte füllen
- Wassertemperatur zu Beginn ca. 35 Grad Celsius
- in Abständen heißes Wasser nachfüllen (bis ca. 42 Grad Celsius Badewassertemperatur)
- Patient darf kein unangenehmes Hitzegefühl empfinden
- laufende Pulskontrollen
- Dauer ca. 20–30 Minuten bzw. nach Patientenempfinden oder nach ärztlicher Anordnung
- zum Abschluß Gesicht, Hals und Arme mit kaltem Wasser abwaschen
- **Sitzbad**
- Wundheilung, Hautausschläge, Desinfektion, Reinigung
- Sitzbadewanne zur Hälfte füllen
- Wassertemperatur ca. 36–38 Grad Celsius, evtl. nach ärztlicher Anordnung
- evtl. heißes Wasser nachfüllen (Vorsicht – Verbrennungsgefahr)
- Dauer ca. 10–20 Minuten bzw. nach Patientenempfinden oder ärztlicher Anordnung
- Patienten vor Zugluft schützen (Bademantel, Decke, Strümpfe, Hausschuhe)
- **Fußbad** (ansteigend)
- Reinigung, Wundheilung, Durchblutungsförderung
- Fußbadewanne oder Eimer zur Hälfte füllen
- Wassertemperatur zu Beginn ca. 35 Grad Celsius

- in Abständen heißes Wasser nachfüllen (bis ca. 42 Grad Celsius)
- Dauer ca. 15–20 Minuten
- Bad mit kalter Fußabwaschung beenden
- **Wechselfußbad**
- Gefäßtraining (durchblutungsfördernd)
- erste Fußbadewanne (Eimer) zu ⅔ mit 40 Grad Celsius heißem Wasser füllen
- zweite Fußbadewanne (Eimer) zu ⅔ mit 20 Grad Celsius kaltem Wasser füllen
- beide Füße zuerst zwei Minuten in das heiße Wasser eintauchen
- danach beide Füße 10–20 Sekunden in das kalte Wasser eintauchen
- nach dreimaligem Wechsel, Fußbad mit kaltem Wasser abschließen
- **Armbad** (ansteigend)
- Reinigung, Wundheilung, Durchblutungsförderung, Gefäßerweiterung
- Armbadewanne zur Hälfte füllen
- Wassertemperatur zu Beginn 35 Grad Celsius
- in Abständen heißes Wasser nachfüllen (bis ca. 42 Grad Celsius)
- Dauer ca. 15–20 Minuten
- Bad mit kalter Armabwaschung beenden
- **Bewegungs- oder Gehbad**
- Durchführung in der Bäderabteilung

Pflegerische Nacharbeiten

- Hilfe beim Aussteigen (evtl. Hilfsmittel benutzen)
- Patienten abfrottieren
- Hilfe beim Ankleiden
- Patienten zum Bett begleiten (evtl. fahren)
- vor Zugluft schützen
- Vitalwertkontrollen
- evtl. Verbände oder Schienen wieder anlegen
- 1–2 Std. Bettruhe

Beachte

1. **Wassertemperatur**
2. **laufende Pulskontrollen**
3. **Allgemeinzustand des Patienten**
4. **Hilfeleistung beim Ein- und Aussteigen**
5. **Hautinspektion**
6. **Konzentration der Zusätze (Hersteller – Arzt)**

10 Sauerstoffapplikation

Zweck

- Reduzierung der arteriellen Hypoxie bei zerebral-, respiratorisch-, zirkulatorisch- oder stoffwechselbedingten Insuffizienzformen
- Erhöhung des Sauerstoffpartialdrucks (arteriell/venös)
- Verbesserung der Hämoglobinsättigung

Möglichkeiten

- Nasenkatheter
- Sauerstoffbrille
- Sauerstofftrichter
- Sauerstoffzelt
- Sauerstoff-Gesichtszelt (Glocke)
- Sauerstoffmaske
- Endotrachealtubus

Vorbemerkungen

- **zentrale Sauerstoffanlage**
- Steckdose, Steckkupplung, Feinregulierung, Durchflußmesser und Befeuchter auf Funktionsfähigkeit überprüfen
- **Sauerstoffgerät**
- Füllungszustand, Feinregulierung, Durchflußmesser und Befeuchter auf Funktionsfähigkeit überprüfen
- Befeuchtergefäß nur mit Aqua dest. auffüllen
- Aqua dest. täglich erneuern

- Befeuchtergefäß täglich desinfizieren/
  sterilisieren
- **Sauerstoff-Flasche**
- Kennfarbe = blau
- Flaschenwechsel nie im Patientenzimmer
- leere Flaschen kennzeichnen
  (nicht mit Pflaster)
- stehend (Wandhalterung) oder liegend
  aufbewahren
- **Explosionsgefahr**
- bei Überwärmung, offenem Licht,
  Rauchen, Berührung mit Fett und bei
  grober Erschütterung

NOTIZEN

_____

_____

_____

_____

Nasenkatheter

Sinn

- Sauerstoffgabe über einen längeren
  Zeitraum (ca. 38 % O_2-Konzentration
  bei 5 Liter/Minute)

Material

- funktionsfähige Sauerstoffanlage
- einfache Nasenkatheter (8–12 Charr.)
  oder Nasenkatheter mit Schaumstoff-
  ansatz
- Zuleitungsschlauch mit Konus
- Pflasterstreifen
- Zellstoff
- Silikon-Spray

Durchführung

- Sinn und Zweck der Maßnahme dem
  Patienten erklären
- Nase reinigen
- Abmessung der erforderlichen Kathe-
  terlänge (Nasenspitze bis Ohrläppchen)

- Sonde anfeuchten oder einfetten
  (silikonisieren)
- unter drehenden Bewegungen in die
  Nase einführen und mit Pflasterstreifen
  fixieren
- Nasenkatheter mit Schaumstoffansatz
  (nach Poulsen) wird nur 1–2 cm tief in
  die Nase eingeführt (Schaumstoffring
  sitzt in der Nasenöffnung)
- verordnete Literzahl/Minute einstellen
- Atmung und Hautfarbe beobachten
- zur Vermeidung von Druckstellen
  Nasenloch und Katheter alle 12 Stunden wechseln
- Wasserstand im Befeuchtergefäß
  kontrollieren
- Nasenpflege (einfetten)

Beachte

1. **regelmäßige Nasenpflege und
   Schleimhautkontrolle**
2. **Infektionsprophylaxe**
3. **Dokumentation**

NOTIZEN

_____

_____

_____

_____

Sauerstoffbrille

Sinn

- kurzfristige Sauerstoffgabe (Applikationsform mit erheblichen O_2-Verlust)

Material

- funktionsfähige Sauerstoffanlage
- Sauerstoffbrille (Plastik oder Metall)
- Zuleitungsschlauch
- Zellstoff
- evtl. Pflasterstreifen

Durchführung

- Sinn und Zweck der Maßnahme dem Patienten erklären
- Nase reinigen
- Anlegen der Brille (evtl. durch den Patienten selbst)
- Einstellen der angeordneten O_2-Menge (ca. 4 Liter/Minute)
- bei Mundatmung ist die Sauerstoff- brille unwirksam

Beachte

1. **Nasenpflege**
2. **Infektionsprophylaxe**
3. **Dokumentation**

NOTIZEN

_____

_____

_____

Sauerstofftrichter

Sinn

- O_2-Verabreichung ohne Behinderung durch Schlauchsysteme
- seltene Anwendung in der Erwachse- nenpflege (häufiger in der Pädiatrie)

Material

- funktionsfähige Sauerstoffanlage
- Sauerstofftrichter (Plastik)
- Befestigungsstativ
- Zuleitungsschlauch

Durchführung

- Trichter in 10–15 cm Entfernung über Mund/Nase des Patienten fixieren
- Einstellen der angeordneten O_2-Menge

NOTIZEN

_____

_____

_____

_____

Sauerstoffzelt

Sinn

- Dauerbehandlung mit Sauerstoff
- O_2-Konzentration von 30–60 % (bei exakter Zeltabdichtung)
- Reduzierung der Zeltinnentemperatur möglich

Material

- funktionsfähige Sauerstoffanlage
- Sauerstoffzelt (komplett)
- pneumatische Klingel

Durchführung

- Sinn und Zweck der Maßnahme dem Patienten erklären
- sorgfältiges Einschlagen der Zeltfolie unter die Matratze
- bestehende Schlauchsysteme und Drainagen so herausführen, daß der O_2-Verlust möglichst gering gehalten wird (vorgesehene Folienöffnungen benutzen)
- angeordnete O_2-Menge und Zeltinnen- temperatur einstellen
- Atmung und Hautfarbe beobachten
- pneumatische Klingel im Zelt anbringen

Beachte

1. **psychische Belastung (Erstickungs- angst, gestörte Kommunikation)**
2. **Patient bedarf intensiver Betreuung und Fürsorge**
3. **jedes Öffnen des Zeltes führt zum Abfall der O_2-Konzentration und Veränderung der Zeltinnentem- peratur**

**4. Infektionsprophylaxe (Zeltdesinfek-
tion – Herstellerhinweise)
5. Dokumentation**

NOTIZEN

_____

_____

_____

_____

Sauerstoff-Gesichtszelt

- intensive O_2-Zufuhr
- Vermeidung einer Schleimhaut-
  ulzeration
- O_2-Zufuhr nach Gesichtsverletzungen
- psychische Belastung des Patienten
  im Vergleich zum Sauerstoffzelt
  geringer
- keine Behinderung pflegerischer Maßnahmen, da nur der Kopf innerhalb
  einer durchsichtigen Plexiglas- oder
  Plastikhaube liegt (mit entsprechenden
  Öffnungen versehen)

NOTIZEN

_____

_____

_____

Sauerstoffmaske

Sinn

- kurzfristige intensive Zuführung von O_2

Material

- funktionsfähige Sauerstoffanlage
- Maske ohne Atembeutel
  (O_2-Konzentration bis 60 %)
- Maske mit Atembeutel (O_2-Reservoir
  bis 100 % O_2-Konzentration)
- Kopfband
- Zuleitungsschlauch

Durchführung

- passende Maske mit Kopfband leicht
  befestigen (nicht über die Ohren)
- evtl. hält Patient die Maske selbst
  (oder Pflegeperson)
- Patienten zur normalen, ruhigen
  Atmung auffordern
- Atmung und Hautfarbe beobachten

Beachte

1. **richtiger Abschluß der Maske über
   Mund und Nase**
2. **Infektionsprophylaxe**
3. **Dokumentation**

NOTIZEN

_____

_____

_____

11
Sondierungen

Sondenernährung
(Magensonde)

Sinn

- Nahrungszufuhr bei längerer Bewußt-
  losigkeit
- Nahrungszufuhr bei mechanischen
  Störungen im Mund-Rachen-Bereich
  (z. B. Unfall, Operation, Tumoren)
- Nahrungszufuhr bei neurologischen
  Störungen im Mund-Rachen-Bereich
  (z. B. Apoplexie)
- Nahrungszufuhr nach Operationen im
  Ösophagus-, Magen- und oberen
  Dünndarmbereich
- Nahrungszufuhr in der chirurgischen
  bzw. anästhesistischen Intensivpflege
  (z. B. Langzeitbeatmung)
- vermehrte Kalorienzufuhr (Joule) bei
  Patienten mit stark reduziertem
  Allgemeinzustand

Vorbemerkungen

- Sondierung und Sondenkost (Menge, Zusammensetzung, Applikationshäufigkeit) nach ärztlicher Anordnung
- **Sondennahrung**

- alle Kindernahrungsmittel (z. B. Alete, Humana, Milupa, Eledon)
- pharmazeutische Fertigprodukte (z. B. Bisorbin, Vivasorb, Braun's Oral, AKV)
- auf ärztliche Anordnung durch die Diätküche hergestellte Sondenkost (Diät)

Material

- **zum Legen der Magensonde**
- Magensonde (Ernährungssonde)
- armierte Klemme (evtl. Verschlußstöpsel)
- anästhesierende Gleitcreme
- Schleimhautanästhetikum (Spray)
- Händedesinfektionsmittel
- 20 ml Spritze
- Nierenschale
- Zellstoff
- Schutztuch
- Einmalhandschuhe
- Leukoplast
- Schere
- Indikatorpapier
- Abwurfbehälter
- **zur Verabreichung der Sondenkost**
- 20 ml Spritze
- 50 ml Spritze
- 100–150 ml Spritze
- Sondennahrung im Gefäß (Kanne)
- Spülflüssigkeit im Gefäß (z. B. ungesüßten Tee, Heilwasser)
- Meßbecher
- Nierenschale mit Zellstoff und Serviette

Vorbereitung

- Patienten über Maßnahme informieren
- Herstellung der Sondennahrung aus Fertigprodukten nach Herstellerhinweisen und ärztlicher Anordnung
- in der Diätküche hergestellte Sondennahrung im Wasserbad auf Körpertemperatur erwärmen

- ideale Verabreichungstemperatur ca. 30 Grad Celsius (Überwärmung verhindern)
- Sondennahrung mit Ausflockungen und/oder Farbveränderungen verwerfen
- Sondennahrung möglichst in Einzelportionen herstellen (evtl. kurzfristige Aufbewahrung im Kühlschrank – Herstellerhinweis)

Durchführung

Legen der Magensonde
- leichte Oberkörperhochlagerung
- Nase säubern
- Schleimhautanästhesie (Nase-Rachen)
- Schutztuch umhängen
- Nierenschale mit Zellstoff bereitstellen
- mit Anästhesiecreme versehene Ernährungssonde durch die Nase bis zur 50-cm-Markierung einführen
- Patienten bitten, während des Schlukkens der Sonde ruhig durchzuatmen (Patienten durch Gespräch ablenken bzw. beruhigen)
- bei starkem Husten oder Auftreten einer Zyanose Sonde zurückziehen und erneute Sondierung
- besondere Vorsicht bei bewußtlosen Patienten
- Lage der Sonde kontrollieren (aspiriertes Sekret reagiert sauer – evtl. Rö.-Kontrolle)
- bei richtiger Lage Sonde mit Leukoplast an Nase und Wange fixieren
- bei mehreren Sonden entsprechende Kennzeichnung

Verabreichung der Sondenkost
- Lage der Sonde überprüfen (Sondenmarkierung, pH-Wert)
- Oberkörperhochlagerung (wenn keine Gegenindikation)
- Serviette (evtl. Zellstoff) umhängen
- Mageninhalt vor jeder Zuführung von Sondenkost mit 50 ml Spritze vollständig absaugen (gestauter Magensaft – Nahrungsreste)
- angewärmte Sondennahrung (30 Grad Celsius) durch 100–150 ml Spritze bzw. Spritzenzylinder langsam verabreichen (evtl. Applikationsbeutel)
- vor jedem Spritzenwechsel Ernährungssonde abklemmen (Luftzutritt – Magenblähung)
- durchschnittliche Einzelportion ca. 200 bis 300 ml (ärztliche Anordnung)

Spülung der Magensonde
- nach Beendigung der Nahrungszufuhr Sonde durchspülen – 20 ml Spritze (Vermeidung vonVerklebungen, Verstopfungen, Fäulnis- und Gärungsprozessen)
- Sonde abklemmen oder abstöpseln
- Fixation überprüfen

Pflegerische Nacharbeiten
- Sondenwechsel auf ärztliche Anordnung (ca. 1 x wöchentlich – Nasenöffnung wechseln)
- Dokumentation
- **Mundpflege** siehe Kap. B
- **Nasenpflege**
- zur Vermeidung einer Borkenbildung
- zur Verhinderung von Schleimhautulzerationen
- regelmäßiger Wechsel von Sonden und Kathetern
- Nasenöffnungen regelmäßig mit physiologischer Kochsalzlösung (Watteträger) reinigen und mit Vaseline einfetten

Beachte
1. patientenorientiertes Verhalten
2. richtige Sondenlage und Sondenfixation
3. zeitgerechte Sondenkostapplikation
4. sachgerechte Zubereitung (Herstellerhinweis)
5. Sondenspülung nach jeder Applikation
6. Nasen- und Mundpflege
7. Infektionsprophylaxe
8. Dokumentation

NOTIZEN

12 Spülungen

Zweck
- Entfernung von Fremdkörpern
- Entfernung von Giftstoffen
- Entfernung von natürlichen Schlackenstoffen
- Reinigung von Körperöffnungen und Körperhöhlen

Möglichkeiten
- Augenspülung
- Blasenspülung
- Darmspülung
- Lavage (Bauchraumspülung)
- Magenspülung (Magenaushebung)
- Ohrspülung (Gehörgangspülung)
- Peritonealdialyse

NOTIZEN

Augenspülung

Sinn

- Entfernung von Fremdkörperpartikeln
- Entfernung von ätzenden Chemikalien
- Spülung mit antibiotischen Lösungen
  (z. B. bei Entzündungen)

Material

- Plastik- oder Glasgefäß (Undine)
- evtl. 2 Lidhalter
- körperwarme Spülflüssigkeit
  (z. B. physiologische Kochsalzlösung,
  Borwasser)
- sterile Handschuhe
- Nierenschale
- Zellstoff
- Tupfer
- Verbandmaterial
- Abdecktuch

Vorbereitung

- Information für den Patienten
- Patient sitzt und hält den Kopf nacken-
  wärts gebeugt oder liegt in Rückenlage
- Kopf wird leicht zur Seite des zu
  behandelnden Auges gedreht

Durchführung

- Patient und Bett mit Abdecktuch
  bzw. Zellstoff schützen
- gesundes Auge durch Auflegen eines
  Tupfers schützen
- zum Auffangen der Spülflüssigkeit hält
  der Patient eine Nierenschale an die
  entsprechende Schläfenseite
  (evtl. zweite Pflegeperson)
- sterile Handschuhe anziehen
- Augenlider mit Daumen und Zeigefinger spreizen (evtl. Einsetzen von Lid-
  haltern durch den Arzt)
- angeordnete Spülflüssigkeit ohne
  Druck von innen (Nase) nach außen
  (Richtung Ohr) fließen lassen

- Spülmenge und Spüldauer nach ärztlicher Anordnung
- nach beendeter Spülung Flüssigkeits-
  reste von den Augenlidern und der
  umgebenden Haut entfernen (Tupfer)
- evtl. Abdecken des Auges mit einem
  Schutzverband

Beachte

1. **Schutz des gesunden Auges**
2. **vorsichtige Durchführung
   (Augenverletzungen)**
3. **Infektionsprophylaxe**
4. **Dokumentation**

NOTIZEN

_____
_____
_____
_____
_____
_____
_____
_____

Magenspülung
(Magenaushebung)

Sinn

- Magenaushebung nach oralen
  Intoxikationen
- Magenaushebung bei Pylorusstenose (z. B. präoperative Vorbereitung)

Vorbemerkungen

- Magenspülung erfolgt durch den Arzt (Einführen des Magenschlauches)
- je nach Bewußtseinslage erfolgt vor der Magenspülung eine Intubation zur Vermeidung einer Aspiration
- **Magenschlauch**
- großlumiger Gummi- oder Plastikschlauch
- ca. 75 cm lang, äußerer Durchmesser 1–2 cm
- Plastiktrichter mit Gummischlauch und Verbindungsstück

Material

- Magenschlauch mit Trichter
- armierte Schlauchklemme
- Gefäß zur Einfüllung der Spülflüssigkeit (2-Liter-Kanne)
- Plastikeimer
- Mundkeil
- Mundspreizer
- Gummischürzen
- Einmalhandschuhe
- Zellstoff
- Gummiunterlagen
- beschriftete Laborröhrchen
- Begleitscheine für Labor
- körperwarmes Wasser
- evtl. Kohlekompretten, Glaubersalz, spezifisches Antidot
- evtl. Atropin zur Injektion (mit Spritze und Kanüle)
- Schleimhautanästhetikum
- **in greifbarer Nähe**
- Absauggerät mit Zubehör
- Notintubationskoffer (mit Beatmungsbeutel)

Vorbereitung

- Patienten soweit wie möglich informieren
- Vitalwertkontrolle
- ansprechbare Patienten in Bauchlage lagern (leichte Kopftieflagerung)

- intubierte Patienten in leichter Oberkörperhochlagerung lagern
- Patienten entsprechend fixieren und mit Gummituch und Zellstoff abdecken
- Atropininjektion nach Anordnung
- ausreichende Spülflüssigkeit bereitstellen (z. B. spezielles Spülbecken)
- angeordnete Anzahl Kohlekompretten auflösen
- evtl. vorhandene Zahnprothesen entfernen (sichere Aufbewahrung)
- evtl. Rachenschleimhautanästhesie (Aspirationsgefahr)

Durchführung

- Handschuhe und Gummischürze anziehen
- angefeuchteten Magenschlauch und Gummikeil anreichen
- nach oraler Einführung des Magenschlauches abgeklemmten, entlüfteten Trichterschlauch anreichen
- Trichter ganz mit Wasser füllen, Klemme öffnen und Spülflüssigkeit einfließen lassen (dabei Trichter über Patientenniveau halten)
- Trichter vor vollständiger Entleerung senken
- Spülflüssigkeit in einen Eimer laufen lassen
- Vorgang wiederholen, bis Spülflüssigkeit klar zurückfließt
- Laborproben von der ersten zurückfließenden Spülflüssigkeit entnehmen
- nach der letzten Spülung angeordnete Medikamente durch den Magenschlauch einschwemmen
- Schlauch abklemmen und schnell entfernen

Pflegerische Nacharbeiten

- Patienten zurücklagern
- ansprechbaren Patienten Mund ausspülen lassen
- intubierten Patienten Nasen-Rachen-Raum absaugen

148

C12

- Magenschlauch und Zubehör desinfizieren, reinigen und evtl. sterilisieren
- Laborproben evtl. zur chemischen Untersuchung schicken
- Dokumentation

Beachte

1. **patientenorientiertes Verhalten**
2. **Psyche des Patienten (z. B. Suizid-Versuch)**
3. **zwischenzeitliche Vitalwertkontrollen (Brechreiz, Aspiration, Zyanose)**
4. **Hilfeleistung bei Erbrechen**
5. **Perforationsgefahr bei Säure- oder Laugenverätzungen (Einführung des Magenschlauches nur durch den Arzt)**
6. **sichere Fixation, besonders bei Alkoholintoxikation**
7. **Infektionsprophylaxe**
8. **Dokumentation**

NOTIZEN

_____

_____

_____

_____

Ohrspülung (Gehörgangspülung)

Sinn

- Entfernung eines Zerumpfropfes (Ohrschmalz)
- Entfernung von Fremdkörpern (z. B. Wattereste, Perlen, Kerne)

Material

- Ohrspritze 50–100 ml mit Griff für Zeige- und Mittelfinger zur einhändigen Bedienung
- auswechselbare, stumpfe konische Metallkanüle
- Glycerin (Pipettenflasche)
- Nierenschale
- Zellstoff
- Abdecktuch
- körperwarmes Wasser
- Watteträger
- Wattetupfer

Vorbereitung

- Information für den Patienten
- Patient sitzt
- Spülflüssigkeit anwärmen

Durchführung

- entsprechende Schulter mit Abdecktuch oder Zellstoff abdecken
- zum Auffangen der Spülflüssigkeit hält der Patient eine Nierenschale unter das entsprechende Ohr (evtl. zweite Pflegeperson)
- mit der rechten Hand die stumpfe Kanüle in den äußeren Gehörgang einführen
- Daumen und Zeigefinger der linken Hand ziehen die Ohrmuschel nach hinten oben, der Mittelfinger stützt die Spritze ab
- Spülflüssigkeit entlang der hinteren Gehörgangswand zügig in den Gehörgang spritzen
- Spülung solange fortsetzen, bis die Spülflüssigkeit klar zurückläuft
- meistens genügt die Füllung einer Spritze
- gelingt die Pfropfenlösung nach mehrmaliger Spülung nicht, Glycerin einträufeln – nach kurzer Zeit Spülung wiederholen
- Gehörgang und Ohrmuschel sorgfältig mit Watteträger trocknen
- evtl. Gehörgang mit Wattetupfer verschließen

Beachte

1. **Schwindelgefühl, Übelkeit und Erbrechen bei zu kalter oder zu warmer Spüllösung**

2. **keine Spülungen bei frischen Trommelfellverletzungen und alten Trommelfellperforationen (Infektionsgefahr des Mittelohres)**
3. **Fremdkörperentfernung nur durch den Arzt**
4. **Dokumentation**

NOTIZEN

_____

_____

_____

_____

13 Untersuchungen (sonstige)

Augenuntersuchungen

Möglichkeiten

- Prüfung des Augendrucks
- Untersuchung der Augenkammer
- Untersuchung des Augenhintergrundes (Ophthalmoskopie)
- Untersuchung des Gesichtsfeldes
- Untersuchung der Hornhautoberfläche
- Untersuchung der Iris
- Untersuchung der Kornea
- Untersuchung der Linse
- Untersuchung der Pupille

Material

- **Refraktionsophthalmoskop oder Hammerlampe,**
  z. B. zur Untersuchung der Kornea, Iris, Linse, vorderen Augenkammer und des Augenhintergrundes
- **Exophthalmometer**
  zur Messung der Bulbusstellung
- **Tonometer (Impressionstonometer)**
  zur Messung des intraokularen Drucks
- **Taschenlampe,**
  z. B. zur Prüfung der Puppilenreaktion
- **Lupe,**
  z. B. zur Untersuchung von Kornea, Iris und Linse
- **Glasstäbchen** (5–8 cm lang und 2–3 mm dick) zum Ektropionieren (Umstülpen) des Oberlides
- **Wattebausch,**
  z. B. zur Prüfung des Lidschlußreflexes
- **Mydriatikum-Augentropfen**
  zur Erweiterung der Pupillen (auf ärztliche Anordnung ca. 15–20 Minuten vor der Untersuchung 1 Tropfen in jedes Auge einträufeln – nicht bei einem Glaukom)

- **Pilocarpin-Augentropfen
  (1%ige Lösung)**
  zur Verengung der Pupillen
  (auf ärztliche Anordnung unmittelbar
  nach der Untersuchung 1 Tropfen in
  jedes Auge einträufeln)
- **Hornhaut-Anästhetikum**
  zur Vorbereitung der intraokularen
  Druckmessung (auf ärztliche
  Anordnung 1 Tropfen in jedes Auge
  einträufeln)

NOTIZEN

Auskultation

- Abhören der im Körper entstehenden
  Schallzeichen

Möglichkeiten

- z. B. Auskultation der
- Atmungsgeräusche
- Darmgeräusche
- Gefäßgeräusche
- Herzgeräusche

Material

- **Stethoskop**
- mit großem Membranteil für hohe
  Frequenzen
- mit einem Aufnahmetrichter für tiefe
  Frequenzen

NOTIZEN

Blutkörperchensenkungs-reaktion (BKS) nach Westergreen

Vorbemerkungen

- die Senkungsreaktion der roten Blut-
  körperchen hängt ab vom Verhältnis
  der Eiweißkörper im Serum zueinander

Material

- siehe Venenpunktion
- **zusätzlich**
- Senkungsständer mit Kapillarröhrchen
- 2 ml Spritze mit Kanülen
- Natrium citr.-Lösung (3,8%ig)
- Zeitschaltuhr

Durchführung

- 0,4 ml Natrium citr.-Lösung in der
  2 ml Spritze aufziehen
- Kanüle wechseln
- durch Venenpunktion 1,6 ml Blut
  nachziehen
- Blut und Zitratlösung durch leichtes
  Kippen der Spritze vermischen
  (ohne Schaumbildung)
- Kapillarröhrchen bis zur Marke 0 mit
  Blut auffüllen (ohne Schaumbildung)
- Name des Patienten, Nummer des
  Kapillarröhrchens und Ablesezeiten
  notieren (Zeitschaltuhr stellen)
- Senkungsgeschwindigkeit nach
  60 und 120 Minuten ablesen und in
  Millimeterangabe notieren
- benötigte Gegenstände desinfizieren,
  reinigen und sterilisieren

Beachte

1. **exaktes Mischungsverhältnis
   (Zitratlösung – Blut)**
2. **zeitgerechtes Ablesen**
3. **Infektionsprophylaxe**
4. **Dokumentation**

NOTIZEN

_____

_____

_____

_____

Nasenuntersuchungen

* zur Beurteilung der Nasenschleimhaut
* zur Begutachtung der Nasenscheide-
  wand
* zur Begutachtung der Schleimhaut-
  straßen aus den Nasennebenhöhlen
* zur Beurteilung der Choanen und
  Rachenmandeln

Möglichkeiten

* vordere Rhinoskopie (durch die
  äußere Nasenöffnung)
* hintere Rhinoskopie (durch den
  Mund-Rachen-Raum)
* Epipharyngoskopie (durch den
  Mund-Rachen-Raum)

Material

* Stirnreflektor mit Lichtquelle
* Nasenspekulum mit kurzen Branchen
* Mundspatel
* Nasen-Rachen-Spiegel
* Watteträger
* Watte
* Nierenschale
* Spiritusbrenner
* Schleimhautanästhetikum (Spray)

NOTIZEN

_____

_____

_____

_____

Ohrenuntersuchungen

Möglichkeiten

* Inspektion des Außenohres
* Hörprüfungen
* Inspektion des Trommelfells
  (Otoskopie)
* Prüfung der Tubendurchgängigkeit
* Vestibularisprüfungen

Material

* **Otoskop** (oder Stirnreflektor, Licht-
  quelle, Ohrtrichter, Ohrlupe) zur
  Inspektion des Trommelfells
* **Watteträger** (stumpfe Ohrkürette)
  zur Entfernung von verhärtetem
  Zerumen
* **Stimmgabel**
  zur Lokalisation einer Hörstörung
* **Auskultationsschlauch mit Ohr-
  oliven an beiden Enden**
  zur Prüfung der Durchgängigkeit der
  Tuben (Valsalva'scher Versuch)
* **Politzer-Ballon** (und evtl. ein Glas
  Wasser)
  zur Prüfung der Durchgängigkeit der
  Tuben (Politzer'sches Verfahren)
* **Frenzel'sche Leuchtbrille**
  zur Prüfung des statischen Apparates
  (Vestibularisprüfung)

NOTIZEN

_____

_____

_____

_____

Palpation

* Untersuchung des Körpers durch
  Betastung (Abtasten)

Möglichkeiten

- unimanuelle Palpation = Betasten mit einer Hand
- bimanuelle Palpation = Betasten mit beiden Händen
- digitale Palpation = Betasten mit dem Finger (Zeigefinger)

Material

- Händedesinfektionsmittel
- Gummihandschuhe
- Fingerlinge
- Gleitcreme
- Nierenschale
- Zentimeterband
- Fettstift

NOTIZEN

_____

_____

_____

_____

Perkussion

- Organuntersuchung durch Beklopfen der Körperoberfläche (Abklopfen)

Möglichkeiten

- z. B. Perkussion des
- Bauchraumes
- Brustkorbes
- Schädels

Material

- Perkussionshammer

NOTIZEN

_____

_____

_____

Racheninspektion (Mund – Kehlkopf)

Möglichkeiten

- Inspektion der Mundhöhle (Wangenschleimhaut, Zunge, Zähne)
- Inspektion des Rachens (Gaumensegel, Tonsillen)
- Laryngoskopie (Kehlkopf, Kehldeckel, Stimmritze, Stimmbänder)
- Rachenabstrich (Erregernachweis)
- Kehlkopfabstrich (Erregernachweis)

Material

- **zur Mund- und Racheninspektion**
- Taschenlampe
- Mundspatel (Holz oder Metall)
- **zur Laryngoskopie**
- Stirnreflektor mit Lichtquelle
- Kehlkopfspiegel
- Spiritusbrenner
- Tupfer
- Nierenschale
- Schleimhautanästhetikum (Spray)
- **zum Rachenabstrich**
- Lichtquelle
- Mundspatel
- Watteträger im sterilen Röhrchen
- Laborscheine
- **zum Kehlkopfabstrich**
- Stirnreflektor mit Lichtquelle
- Kehlkopfspiegel
- Spiritusbrenner
- steriler Kehlkopfwatteträger
- Objektträger
- Laborscheine
- Patient bleibt zur Untersuchung nüchtern (keine Zähne putzen)

NOTIZEN

_____

_____

_____

_____

Reflexprüfungen

- Beurteilung der unwillkürlich ablaufenden Muskelkontraktionen durch äußere Reize

Möglichkeiten

- Eigenreflexe (z. B. Patellarsehnenreflex, Achillessehnenreflex)
- Fremdreflexe (z. B. Bauchdeckenreflex, Femoralreflex)
- pathologische Reflexe (z. B. Babinski-Reflex, Rossolimo-Reflex)

Material

- Reflexhammer
- Nadel

NOTIZEN

Rektale Tastuntersuchungen

- digitale Rektumpalpation zur Beurteilung der
- Rektumschleimhaut
- Hämorrhoiden
- Prostata
- Samenblase
- Douglas-, Uterus- und Adnexengegend

Material

- Gummihandschuhe
- Gummifingerlinge
- Vaseline
- Zellstoff
- Nierenschale
- Händedesinfektionsmittel

Vaginale Tastuntersuchungen

- digitale Vaginalpalpation (bimanuell) zur Beurteilung von
- Scheide
- Portio
- Uterus
- Adnexen
- Douglasraum

Material

- Gummihandschuhe
- Gleitmittel
- Zellstoff
- Nierenschale
- Händedesinfektionsmittel

NOTIZEN

14 Verbandwechsel

Sinn

- rasche Heilung der Wunde oder Punktionsstelle
- Schutz vor Erregern und Infektionen
- Kontrolle der Wunde und Wundumgebung
- Linderung von Schmerzen
- Hautschonung durch Aufsaugen von Sekret mittels Verbandstoff

Vorbemerkungen

- der Verbandwechsel erfolgt auf Anordnung des Arztes
- Wunden werden meist trocken behandelt
- die Wunde braucht zur Heilung Ruhe (erster Verbandwechsel bei aseptischen Wunden meist erst nach 3–4 Tagen)

- septische Wunden werden u. U. mehrmals täglich versorgt
- Klagen über Wundschmerzen beachten und weitergeben
- Fädenentfernung, Drainkürzung, Drainentfernung und Wundspülung werden vom Arzt ausgeführt
- steht die Wunde noch unter Spannung (Schwellung), werden in der Regel nur Teilfäden entfernt
- absolut steriles Vorgehen beim Verbandwechsel ist Voraussetzung für die komplikationslose Heilung von aseptischen und septischen Wunden
- Prinzip des aseptischen Verbandwechsels ist die Fernhaltung von Erregern und die Wahrung des aseptischen Milieus
- Prinzip des septischen Verbandwechsels ist die Eliminierung von Wundkeimen, die Vermeidung von Keimverschleppungen (Schmierinfektion) und Verhinderung einer erneuten Keimbesiedlung
- alle Beobachtungen beim Verbandwechsel sofort melden (Rötung, Schwellung, Schmerz, Wunddehiszenz)
- der Zustand des Patienten ist entsprechend zu berücksichtigen
- evtl. zweite Pflegeperson zur Anreichung von Material
- die ausführliche Information des Patienten steht am Anfang jeder Maßnahme

Besondere Hinweise

- bestimmte Verbandwechsel können nur unter erschwerten Bedingungen durchgeführt werden und erfordern erhöhte Aufmerksamkeit (z. B. beim Vena-Cava-Katheter, Wunden innerhalb eines Gipsverbandes – Gipsfenster)
- bei bestimmten Verbandwechseln bekommen die Patienten auf ärztliche Anordnung eine intravenöse Kurznarkose (z. B. bei schweren Verbrennungen, bei Entfernung eines rektalen Stopfrohres)

- bestimmte Wunden erfordern einen aseptischen und septischen Verbandwechsel auf engstem Raum (z. B. die aseptische Bauchwunde und die septische Anus praeternaturalis-Wunde)
- bestimmte Operationen oder Eingriffe erfordern eine besondere Verbandtechnik (z. B. luftdichter Verband nach Pleuraeingriffen, Kompressions- oder Druckverband nach Kniegelenkpunktionen)
- bestimmte Wunden werden für kurze Zeit einer offenen Behandlung unterzogen und werden nur steril abgedeckt – die endgültige Versorgung erfolgt später (z. B. große Wunden mit zerfetzten und stark verschmutzten Weichteilen)

Vorbereitung

- **der Raum**
- möglichst spezieller Raum, gut zu desinfizieren, entsprechend ausgestattet (z. B. Op.-Leuchte, Liege, Abstellflächen, Trommeln für Handschuhe und Verbandstoffe)
- wenn Verbandwechsel im Patientenzimmer, z. B.
- Fenster schließen, keine Luftwirbel
- für ausreichende Abstellfläche sorgen
- freie Arbeitsmöglichkeiten schaffen (evtl. Bett umschieben)
- Wandschirm bereithalten
- **der Patient**
- ausführliche Information über Art und Weise des Verbandwechsels
- vor Manipulationen an der Wunde hat der Patient immer Angst
- der Wunde und Operation angepaßte Lagerung (evtl. zeitweise Entfernung der Lagerungshilfsmittel)
- Schlauch- und Infusionssysteme sichern
- Freilegung der betreffenden Körperstelle erfolgt erst unmittelbar vor dem Verbandwechsel (kein unnötiges Aufdecken und Freilegen)

- Bauchtücher sofort anschließend wieder anlegen
- auf ärztliche Anordnung erhält der Patient evtl. Analgetika
- vor und nach dem Verbandwechsel dem Patienten die Hände desinfizieren (falls Hilfeleistung des Patienten erforderlich)

Material

- **der Verbandwagen**
- in entsprechender Größe (mit Arbeitsplatte und mit Feststellern versehen)
- gut zu desinfizieren
- im unteren Teil geschlossen (Schubladen oder Türen), zur staubfreien und hygienischen Aufbewahrung von Material und Verband-Set's
- außerdem Vorrichtungen oder Stellflächen zur Aufnahme der Trommeln, Abfalleimer (Abfallbeutel) und Desinfektionsmittelbehälter
- **allgemeines Material (steril und unsteril), z. B.**
- Nierenschalen (Einmalprodukte oder Stahl)
- Einmalhandschuhe
- Gummihandschuhe
- Gummiunterlagen
- Zellstoff
- Abdecktücher (evtl. Lochtücher)
- Gesichtsmasken
- Verbandscheren
- Sicherheitsnadeln
- Rasierapparat
- evtl. Plastiksack für Abfälle (Schweißgerät)
- geschlossenes Gefäß mit Desinfektionslösung zur Instrumentendesinfektion
- Händedesinfektionsmittel (gebrauchsfertig im Spender)
- Seife (Spender), Einmalhandtücher
- Hautdesinfektionsmittel
- Wunddesinfektionsmittel (gefärbt und ungefärbt)
- Standgefäß mit Greifinstrumenten

- **Instrumente (steril)**
- Aufbewahrung in Kästen, Einmalpackungen oder mit Verbandmaterial zusammen in Set's
- nicht in Standgefäßen aufbewahren
- die gebräuchlichsten Instrumente, z. B.
- spitze und stumpfe Scheren
- anatomische und chirurgische Pinzetten
- Klemmen und Kornzangen (groß, klein, gebogen, gerade)
- evtl. Klammersetzer und Klammerentferner
- Spritzen (2, 5, 10, 20 ml) und Kanülen
- Knopf-Sonden und Knopf-Kanülen
- Sicherheitsnadeln
- Holz- und Metallspatel
- Watteträger
- **Verbandmaterial (steril)**
- Aufbewahrung in Kästen, Einmalpackungen (Aufreißpackungen), Trommeln oder mit Instrumenten zusammen in Set's
- verschiedene Größen und Arten vorrätig halten, z. B.
- Streifentupfer
- Quadrattupfer
- Kompressen
- Kugeltupfer (Tampons)
- Pflaster mit Wundauflage
- Gummi- und Plastikdrains (als Streifen oder Schlauch), Glasdrains, Gaze-Streifen
- **Verbandmaterial (unsteril), z. B.**
- elastische Binden in verschiedenen Breiten
- Mullbinden in verschiedenen Breiten
- Pflasterstreifen
- Leukoplast (Segeltuchpflaster) oder Pflasterspray
- evtl. Schlauchmullverbände in kleinen Größen (mit Applikator)
- Verbandklammern
- **medikamentöses Material (Desinfektion und Reinigung), z. B.**
- Desinfektionslösung (gefärbt, ungefärbt) als Spray oder Lösung

- Benzin oder Äther zur Umgebungs-
  reinigung (Entfettung)
- **medikamentöses Material (Wund-
  behandlung), z. B.**
- antibiotische Substanzen als Spray's,
  Salben oder in fester Form (z. B. Styli
  oder Kegel)
- Granulationssalben
- fertige Salbenkompressen
- physiologische Kochsalzlösung
- Überprüfung auf Verfallzeiten und
  Beschaffenheit
- auf ausreichende Bevorratung achten
- **medikamentöses Material (Haut-
  schutz), z. B.**
- Zinkpaste oder -spray
- Hautpflegeöl
- Fettspray

Allgemeine Hygiene

- **Hände**
- vor und nach jedem Verbandwechsel
  Durchführung der hygienischen
  Händedesinfektion (erst desinfizieren –
  dann waschen)
- Gebrauch von Einmalhandschuhen
  oder sterilen Gummihandschuhen
- Vermeidung einer Kontamination (auch
  mit Handschuhen)
- Wunde und Verband (besonders bei
  infizierten Wunden) nicht mit bloßen
  Händen berühren
- **Flächen**
- Schaffung steriler und unsteriler
  Arbeitsflächen
- unsterile Fläche immer zur Seite des
  Patienten
- mit der Vorbereitung der unsterilen
  Fläche beginnen
- **Reihenfolge**
- immer mit aseptischem Verband-
  wechsel beginnen
- **Instrumente**
- sterile Aufbewahrung in Kästen,
  Aufreißpackungen und Set's
- alle Instrumente und Behälter regelmäßig übersterilisieren (wenn nicht
  täglich gebraucht)

- die Funktionen bestimmter Instrumente
  regelmäßig überprüfen (Instrumenten-
  pflege – Rost)
- Instrumente nicht in Standgefäßen
  aufbewahren
- Instrumente nach Gebrauch sofort in
  den Desinfektionsbehälter (noch im
  Patientenzimmer)
- unsterile Instrumentenbehälter als
  solche kennzeichnen
- spezielle „Anreich-Pinzette" bereitlegen
- **Trommeln, Behälter, Standgefäße**
- unsterile Trommeln als solche kennzeichnen
- zur Entnahme von Material sterile
  Greifinstrumente benutzen
- Behälter evtl. sofort nach Verbandwechsel mit Desinfektionsmittel
  absprühen
- Behälter immer geschlossen halten
  (auch Verschluß zu)
- pro Standgefäß maximal zwei Greifinstrumente (Größenrelation beachten)
- Trommeln und Behälter locker packen
  (zu ¾ der Kapazität)
- **Verbandstoffe**
- Trommeln regelmäßig auffüllen und
  sterilisieren
- Tupfergrößen und Tupferarten klar
  trennen (wenn in einer Trommel)
- Verbandmaterial erst direkt bei Verwendung entnehmen (keine Wege)
- unsterile Tupfer verwerfen und erneuter Sterilisation zuführen
- **Lösen von Pflasterstreifen**
- alte Pflasterstreifen werden vorsichtig
  abgezogen
- evtl. vorher mit Aqua dest. anfeuchten
- Reste von Pflasterstreifen mit Benzin
  oder Äther entfernen
- Pflasterallergien beachten (vorsichtiges
  Lösen des Pflasters)
- neue Pflasterstreifen nicht auf die alten
  Streifen kleben (evtl. Allergie bleibt
  unentdeckt)
- **Lösen von inkrustierten Verbänden**

- durchgeblutete und verklebte Verbände vorsichtig abheben
- evtl. mit sterilem Aqua dest. anfeuchten

Beachte

1. **Information für den Patienten**
2. **Infektionsprophylaxe**
3. **Veränderungen der Wunde und ihrer Umgebung dem Arzt melden**
4. **Klagen über Schmerzen, Spannungsgefühle oder Mißempfindungen müssen ernst genommen werden**
5. **Sekretabfluß dokumentieren**
6. **Verbände individuell der Umgebung anpassen**
7. **Prinzipien des septischen und aseptischen Verbandwechsels**

NOTIZEN

_____
_____
_____
_____

Aseptischer Verbandwechsel

- bei allen primär aseptischen Wunden
- die Wunde ist relativ keimfrei – in der Umgebung befinden sich Keime

Vorbereitung

- Information für den Patienten
- Händedesinfektion
- evtl. Mundschutz
- Richten der unsterilen Arbeitsfläche
- Richten der sterilen Fläche (evtl. mit sterilen Handschuhen oder Greifinstrumenten) und Vorbereitung der Tupfer, Kompressen, Saugeinlagen
- Patienten entsprechend lagern und abdecken

Durchführung

- Verband freilegen
- äußeren Verband lösen (evtl. mit Handschuhen) und abwerfen
- mit Pinzette Wundverband entfernen und abwerfen (Sekretkontrolle)
- Wundbesichtigung (Rötung, Sekretfluß, Drainage)
- evtl. Lochtuch auflegen
- Wunddesinfektion mit Watteträger oder Tupfer (mit Pinzette) von innen nach außen
- Reinigung und Desinfektion der Wundumgebung (auch der Drainageschläuche)
- Aufbringen evtl. angeordneter Medikamente
- neuen sterilen Verband auflegen (mit frischer Pinzette)
- Verband fixieren (unter Berücksichtigung von Drainageschläuchen)
- nochmalige äußere Kontrolle
- Patienten zurücklagern und zudecken
- sterile und unsterile Seite abräumen
- sofortige Desinfektion der gebrauchten Instrumente
- Händedesinfektion
- evtl. Sprühdesinfektion des Verbandwagens
- Dokumentation

NOTIZEN

_____
_____
_____
_____

Septischer Verbandwechsel

- bei allen primär und sekundär septischen (infizierten) Wunden
- die Wunde ist infiziert
- die Umgebung ist mit Keimen stark behaftet

Vorbereitung

- Information für den Patienten
- Händedesinfektion
- evtl. Schutzkittel anziehen / evtl. Mundschutz
- Richten der unsterilen Arbeitsfläche
- Richten der sterilen Arbeitsfläche (evtl. mit Handschuhen oder Greifinstrumenten) und Vorbereitung der Tupfer, Kompressen, Saugeinlagen
- Patienten entsprechend lagern und abdecken (evtl. Zellstoff unterlegen)

Durchführung

- Verband freilegen
- Handschuhe anziehen (steril)
- äußeren Verband lösen und abwerfen
- inneren Verband entfernen (Sekretkontrolle)
- Vorsicht bei offenen Drains (herausrutschen – Kontamination)
- Handschuhe wechseln
- Wundbesichtigung
- evtl. Lochtuch auflegen
- Wunddesinfektion mit Watteträger oder Tupfer (mit Pinzette) von außen nach innen
- Drain gesondert reinigen und desinfizieren
- Aufbringen evtl. angeordneter Medikamente
- neuen sterilen Verband auflegen (mit frischer Pinzette)
- bei Sekretfluß zusätzliche Kompressen oder Tupfer auflegen
- evtl. liegende Drains vorsichtig in den Verband einbeziehen
- Instrumente sofort in den Desinfektionsbehälter
- Verband fixieren
- nochmalige äußere Kontrolle
- Patienten zurücklagern und zudecken
- Abfallsack mit Wundauflagen sofort verschließen (versiegeln)
- sterile und unsterile Flächen abräumen
- Händedesinfektion

- evtl. Sprühdesinfektion des Verbandwagens
- Dokumentation

NOTIZEN

_____

_____

_____

_____

Kürzung eines Drains

- erforderlich, um das schrittweise Verheilen des Drainkanales zu ermöglichen

Vorbereitung

- kann im Zusammenhang mit einem Verbandwechsel durchgeführt werden

Material

- 1–2 Pinzetten
- 1 Péan-Klemme
- 1 Schere
- Sicherheitsnadel (zur Sicherung der Drainage)
- Verbandmaterial (eingeschnittene Tupfer)
- 1 Lochtuch
- Handschuhe
- Desinfektionsmittel (Haut und Hände)

Durchführung

- Entfernung des Verbandes
- Desinfektion der Wunde
- evtl. Lochtuch auflegen
- Anreichen der benötigten Instrumente
- nach Drainkürzung durch den Arzt erfolgt Wunddesinfektion
- eingeschnittene Tupfer unterlegen
- lockeren Verband anlegen und fixieren
- evtl. Drainageschlauch und Gefäß wieder anschließen
- abgeschnittene Drainteile vernichten (Abfallsack)
- Dokumentation

NOTIZEN

Entfernung eines Drains

- erforderlich, wenn Sekretfluß versiegt oder deutlich zurückgeht (z. B. T-Drain)

Vorbereitung

- kann im Zusammenhang mit einem Verbandwechsel durchgeführt werden

Material

- 1–2 Pinzetten
- 1 Schere
- Tupfer/Verbandmaterial
- 1 Lochtuch
- Handschuhe
- Desinfektionsmittel (Haut und Hände)

Durchführung

- Entfernung des Verbandes
- Desinfektion der Wunde/der Drain-austrittstelle
- evtl. Lochtuch auflegen
- Anreichen der benötigten Instrumente
- bei Redon-Drainagen Schlauchsystem vorher abklemmen
- nach Entfernung des Drains durch den Arzt – Desinfektion
- Wundverband anlegen und fixieren
- gezogenen Drain vernichten (Abfallsack)
- benutzte Redon-Flaschen der Desinfektion zuführen
- Dokumentation

NOTIZEN

Entfernen der Fäden

- nach ca. 7–10 Tagen werden bei aseptischen Wunden die Fäden entfernt (Teilfäden evtl. früher)

Vorbereitung

- kann im Zusammenhang mit einem Verbandwechsel durchgeführt werden

Material

- 1 spitze Schere (oder Einmal-Faden-messer)
- 1 Pinzette (anat.)
- Tupfer/Verbandmaterial/Pflaster
- Handschuhe
- Desinfektionsmittel (Haut und Hände)

Durchführung

- Entfernung des Verbandes
- Desinfektion der Wunde
- Anreichen der benötigten Instrumente
- nach Entfernung der Fäden – Desin-fektion und Anlegen eines Wundver-bandes (evtl. auch Pflasterverband)
- Dokumentation

NOTIZEN

Spülen der Wunde

- erforderlich zur Spülung von septi-schen Wunden und Fistelgängen
- der Spülflüssigkeit können u. U. antibiotische Substanzen zugesetzt werden

Vorbereitung

- kann im Zusammenhang mit einem Verbandwechsel durchgeführt werden

Material

- 20 ml oder 10 ml Spritze
- Knopfkanüle oder feiner, dünner Gummi- oder Kunststoffkatheter
- Spülflüssigkeit
- Spülgefäß/Nierenschale
- Handschuhe
- Tupfer/Verbandstoff
- Lochtuch
- Desinfektionsmittel (Haut und Hände)

Durchführung

- Entfernung des Verbandes
- Desinfektion der Wunde
- evtl. Lochtuch auflegen
- Spülflüssigkeit aus dem Spülgefäß aufziehen (steril)
- Spritze mit Knopfkanüle oder Katheter versehen und anreichen
- während der Spülung (durch den Arzt) Flüssigkeit auffangen
- nach dem Spülvorgang Wunddesinfektion und Wundverband anlegen
- Spülflüssigkeit desinfizieren
- Dokumentation

NOTIZEN

_____

_____

_____

_____

Material

- 1 Pinzette
- 1 Schere
- Tupfer/Verbandmaterial
- 1 Lochtuch
- Handschuhe
- evtl. Knopfsonde
- Desinfektionsmittel (Haut und Hände)

Durchführung

- Entfernung des Verbandes
- Desinfektion der Wunde
- evtl. Lochtuch auflegen
- Anreichen der benötigten Instrumente
- nach erfolgter Kürzung des Tamponadestreifens – Wunddesinfektion und Auflegen eines lockeren Wundverbandes
- abgeschnittene Tamponadestreifen vernichten (Abfallsack)
- Dokumentation

NOTIZEN

_____

_____

_____

Kürzung eines Tamponadestreifens

- erforderlich, um das allmähliche Zuheilen der Wundhöhle zu ermöglichen

Vorbereitung

- kann im Zusammenhang mit einem Verbandwechsel durchgeführt werden

Stichwortverzeichnis

164